LARS BAUMANN

# Generalisierte **Angststörung**

Alle Ratschläge in diesem Buch wurden vom Autor und vom Verlag sorgfältig erwogen und geprüft. Eine Garantie kann dennoch nicht übernommen werden. Eine Haftung des Autors beziehungsweise des Verlags für jegliche Personen-, Sach- und Vermögensschäden ist daher ausgeschlossen.


Email: info@edition-jt.de
www.edition-jt.de



JT Handels UG
Berumer Str. 44
26844 Jemgum

# Inhalt

# Vorwort

Liebe Leserinnen und Leser,
genauso wie Freude, Wut und Trauer gehört auch die Angst zum Leben dazu. Die Funktion der Angst ist sogar nicht zu missachten: Sie signalisiert uns eine Bedrohung und versetzt den Körper in Alarmbereitschaft, sodass dieser auf drohende Gefahr entsprechend reagieren kann. Wenn sie jedoch zum täglichen Begleiter wird und nicht mehr verschwindet, kann die Angst auch zum Problem werden. Personen, die unter einer generalisierten Angststörung leiden, werden von einem ständigen Gefühl von Besorgtheit und Anspannung begleitet. In diesem Fall übersteigt die Angst ein „normales“ Niveau und wird zur Belastung und schließlich zum Problem. Betroffene leiden unter den permanenten Angstzuständen und sind nicht mehr in der Lage, den Alltag normal zu gestalten. Vielleicht kennen Sie dieses Gefühl oder eine Person, die unter einer generalisierten Angststörung leidet? In welcher Form auch immer Sie von dem Thema betroffen sind – dieser Ratgeber wird Ihnen helfen, eine neue und ermutigende Sichtweise darauf zu bekommen! Auf den nächsten Seiten werden Sie lernen, weshalb eine generalisierte Angststörung kein Schicksal ist, dem sich hilflos ergeben werden muss. Sie werden erfahren, wie Sie aktiv gegen übermächtig erscheinende Ängste vorgehen können und so die Kontrolle über Ihr eigenes Leben zurückbekommen!

Hinweis: In diesem Buch finden Sie einen QR-Code, der Sie zu einer Audiodatei führt. Falls Sie keine Möglichkeit haben, den QR-Code zu scannen, können Sie die Datei auch über diesen Link finden: https://bit.ly/3yalYui

# Wenn Ängste und Sorgen das Leben bestimmen ...

Wenn Ängste und Sorgen das ganze Leben bestimmen und sämtliche Lebensbereiche negativ beeinflusst werden, ist es an der Zeit, zu handeln und der Angst den Kampf anzusagen. Doch beginnen wir von vorne: Anhand vieler verschiedener Studien konnte belegt werden, dass etwa 5 % der Bevölkerung im Laufe ihres Lebens an einer Angststörung leiden – alleine in Deutschland sind dies etwa 4 Millionen Menschen! Experten gehen jedoch davon aus, dass die Dunkelziffer um ein Vielfaches höher ist, da viele Betroffene aus Angst, Scham oder Unwissenheit nie einen Arzt oder Experten aufsuchen. Dabei wäre genau dies im Kampf gegen die Angst so wichtig: sich Hilfe zu suchen und entsprechende Unterstützung zu erhalten. Denn: Ängste und Angststörungen sind kein Schicksal, dem Sie sich hilflos hingeben müssen. Ganz im Gegenteil: Generalisierte Angststörungen lassen sich mit dem richtigen Know-how gut behandeln. Ein wichtiger Schritt ist jedoch nicht nur der Gang zum Therapeuten, sondern auch die Eigeninitiative, indem Sie sich zum Beispiel über Angststörungen informieren und lernen, was Sie SELBST tun können, um den eigenen Ängsten entgegenzuwirken. Das wichtigste Werkzeug hierfür halten Sie bereits in Ihren Händen: In diesem Ratgeber erfahren Sie alles Wissenswerte rund um das Thema „Generalisierte Angststörung“. Was genau ist eine Angststörung? Bin ich selbst betroffen? Welche verschiedenen Arten von Ängsten gibt es? Wie kann ich aktiv gegen Ängste vorgehen und zurück in ein angstfreies Leben finden? Auf den nächsten Seiten finden Sie die Antworten auf all diese Fragen und noch vieles mehr: Sie erhalten wichtige Tipps für den Alltag, nützliches Hintergrundwissen und wertvolle Strategien zur Bewältigung von Ängsten. Dadurch gewinnen Sie die Kontrolle über Ihr Leben zurück und lassen nicht länger die Angst über Ihr Leben bestimmen.

# Unter der Lupe: Von Ängsten, Panik und Herzklopfen

Der eine hat mehr, der andere etwas weniger: Ängste. Diese können von Mensch zu Mensch sehr unterschiedlich ausgeprägt sein und sich auf die verschiedensten Aspekte beziehen. Völlig frei von Ängsten ist jedoch niemand – und das ist auch gut so. Ängste retten uns im Alltag nämlich permanent das Leben, zum Beispiel, wenn wir vor dem Gang über die Straße nach links und rechts schauen, uns auf einem gefährlichen Weg an einem Geländer festhalten oder bei einem Unwetter lieber zu Hause bleiben. Auch wenn es uns oft nicht bewusst ist, sind Ängste im Alltag echte Lebensretter und somit enorm wichtig.

Ängste können allerdings auch zur Belastung werden – und zwar dann, wenn sie ein übersteigertes Ausmaß annehmen und Betroffene darunter leiden. In solchen Fällen wird von sogenannten Angsterkrankungen gesprochen. Sie zählen neben Depressionen mitunter zu den häufigsten mentalen Erkrankungen in der Bevölkerung.

Zu unterscheiden sind hierbei folgende Formen:

- spezifische Phobien
- soziale Angststörungen
- generalisierte Angststörungen
- Panikstörungen

Das Tückische an Angststörungen: Ohne eine entsprechende Behandlung können sie sich immer mehr verselbstständigen. Betroffene geraten dadurch in einen Teufelskreis, der schwer zu durchbrechen ist. Nicht selten kommt es dann zur sogenannten „Angst vor der Angst". Im Klartext heißt das: Betroffene entwickeln eine Angst vor erneuten Panikattacken oder Ängsten, wodurch ihr komplettes Handeln sowie ihr Alltag negativ beeinflusst werden. Die Angststörung verschlimmert sich dadurch und es entsteht eine sogenannte „Erwartungsangst". Infolgedessen ziehen sich Betroffene häufig immer mehr aus dem Leben zurück. Sie meiden Situationen und Orte, die potenziell Angst auslösen könnten, und entwickeln dadurch häufig noch mehr Ängste. Mit den Angststörungen gehen nicht nur körperliche Symptome einher, sondern häufig auch Schlafstörungen sowie ein abnehmendes Vertrauen in die eigene Person. Betroffene bekommen nicht selten das Gefühl, dass sie ihren Ängsten „ausgeliefert" sind und diese ihr komplettes Leben überschatten. Dies kann schwerwiegende Folgen haben und noch mehr

Probleme mit sich bringen: Betroffene greifen wegen Angst- und Panikstörungen häufig zum Alkohol. Für viele ist dies der Versuch, Ängste zu lindern, was allerdings ein gefährlicher Trugschluss ist: Zwar kann Alkohol Ängste durchaus kurzfristig lindern – auf lange Sicht gesehen verschlimmert es die Angstzustände jedoch und hat einen extrem negativen Einfluss auf die körperliche und psychische Gesundheit der Betroffenen. Daher warnen Experten im Zusammenhang mit Angststörungen eindrücklich: Hände weg vom Alkohol!

ⓘ

**Alkohol und sein Einfluss auf das Gehirn**
Alkohol beeinflusst unser Gehirn auf vielfältige Art und Weise. Unter anderem wirkt Alkohol auf verschiedene Neurotransmitter, also Botenstoffe, im Gehirn, sodass die neuronale Aktivität gehemmt wird und wir eine beruhigende Wirkung verspüren. Gleichzeitig beeinflusst Alkohol auch die Kommunikation zwischen den Gehirnzellen, was zu verlangsamten Denkprozessen führen kann. Besonders gefährlich ist ein regelmäßiger und langfristiger Alkoholkonsum: Hierbei kommt es im Gehirn zu strukturellen und unumkehrbaren Veränderungen, was Gedächtnisprobleme, ein vermindertes Urteilsvermögen oder emotionale Probleme mit sich bringen kann.

Gefährlich kann auch der Dauergebrauch von Beruhigungsmitteln, wie zum Beispiel Benzodiazepinen, sein. Diese sind nur für den kurzfristigen Gebrauch gedacht und wirken sich langfristig ebenfalls negativ auf die Gesundheit aus. Langfristig kann der Dauergebrauch zu physischer Abhängigkeit und Toleranzentwicklung führen, was bedeutet, dass immer höhere Dosen benötigt werden, um die gleiche Wirkung zu erzielen. Dies erhöht das Risiko von Überdosierungen. Neben der physischen Abhängigkeit kann es auch zu psychischen Problemen wie Depressionen und Angststörungen kommen. Weitere mögliche gesundheitliche Folgen sind kognitive Beeinträchtigungen, wie Gedächtnisstörungen, und körperliche Beschwerden wie Schwindel, Müdigkeit und Koordinationsstörungen. Zudem kann der Missbrauch von Beruhigungsmitteln das Risiko für schwere gesundheitliche Komplikationen wie Atemdepression oder Herz-Kreislauf-Probleme erhöhen.

Im Folgenden werden Ihnen die zu unterscheidenden Formen der Angst genauer vorgestellt. Der Fokus liegt hierbei auf den sogenannten Panikstörungen. Um diese besser zu verstehen, ist es wichtig, andere Angststörungen davon abzugrenzen.

## Spezifische Phobien

Bei spezifischen Phobien handelt es sich um Ängste, die durch einzelne Objekte oder spezielle Situationen hervorgerufen werden. Diese sind in der Regel harmlos und ungefährlich, werden jedoch von den Betroffenen als unverhältnismäßig große Gefahr angesehen. Typische Phobien betreffen die Angst vor Tieren, wie zum Beispiel Mäusen oder Hunden, Insekten oder Verletzungen und Blut (häufig verbreitet ist zum Beispiel die Angst vor Spritzen). Für die Betroffenen reicht alleine der Gedanke an das entsprechende Objekt aus, um eine extreme Angst bis hin zur Panik auszulösen. Oftmals haben Phobien ihren Ursprung in der frühen Kindheit. Sie sind auf traumatische Ereignisse zurückzuführen, die als Kind (häufig unterbewusst) durchlebt und dabei niemals fachgerecht aufgearbeitet wurden. Viele Betroffene können sich im Erwachsenenalter allerdings nicht mehr an den Ursprung ihrer Angst erinnern.

## Soziale Angststörungen

Bei sozialen Angststörungen – auch Sozialphobie genannt – handelt es sich um eine sehr extreme Form der Schüchternheit. Für Betroffene werden vor allem Situationen zum Problem, in denen sie sich von anderen Menschen (kritisch) beobachtet fühlen. Referate in der Schule oder Vorträge vor anderen Menschen können für diese Menschen so zum absoluten Alptraum werden. Sozialphobien äußern sich jedoch auch in anderen alltäglichen Situationen. Hierzu zählt die Angst davor, Fremde anzusprechen, in der Öffentlichkeit zu telefonieren oder zu essen, mit einem Vorgesetzten zu sprechen oder generell Verabredungen wahrzunehmen. Auch bei der Entstehung sozialer Phobien spielen sozial belastende Erlebnisse aus der Kindheit oder Jugend eine große Rolle. Einen großen Einfluss auf die Entstehung einer solchen Störung können beispielsweise Eltern haben, die ihre Kinder sozial abschirmen, oder auch negative Erfahrungen in der Kindheit, wie zum Beispiel Mobbing oder Ausgrenzung.

**Kurzum:**
Eine soziale Phobie beeinflusst das komplette Leben der Betroffenen negativ. Alltägliche Situationen werden plötzlich zu unüberwindbaren Aufgaben, die Symptome wie Zittern, starkes Schwitzen, Erröten oder einen unnatürlichen Toilettendrang hervorrufen.

Wussten Sie, dass über sieben Prozent der gesamten Bevölkerung von solch sozialen Phobien betroffen sind? Meist beginnen Angststörungen dieser Art schleichend und zeigen ihre ersten Symptome bereits im Kindes- oder Jugendalter. Am stärksten ausgeprägt sind die sozialen Ängste zwischen dem 20. und dem 35. Lebensjahr. Der Hauptgrund hierfür liegt in der Tatsache, dass junge Menschen in diesem Lebensabschnitt vor wichtigen sozialen und beruflichen Entwicklungen stehen. Sie stehen vor bedeutenden Herausforderungen, wie dem Eintritt ins Berufsleben, dem Aufbau stabiler Freundschaften und Partnerschaften sowie der Festlegung langfristiger Lebensziele. Der Druck, in diesen Bereichen erfolgreich zu sein und sozialen Erwartungen gerecht zu werden, kann soziale Ängste verstärken. Zudem sind in dieser Lebensphase das Bedürfnis nach sozialer Akzeptanz und die Angst vor Ablehnung oft besonders groß, was die Intensität sozialer Ängste weiter erhöhen kann.

## Generalisierte Angststörung

Generalisierte Angststörungen zeichnen sich überwiegend durch anhaltende Ängste bzw. Sorgen aus, die zahlreiche Lebensbereiche betreffen und dabei nicht auf spezifische Situationen beschränkt sind. Oftmals treten die Ängste ohne erkennbare Gründe auf. In manchen Fällen betreffen die Ängste aber auch reale Situationen. Hierzu zählen zum Beispiel die Angst vor Autounfällen und Krankheiten oder die Angst davor, dass nahestehenden Menschen etwas zustoßen könnte. Unabhängig davon, ob es sich um realistische oder unrealistische Ängste handelt – bei den meisten generalisierten Angststörungen sind die Ängste völlig übersteigert. Betroffene fürchten das Eintreten einer Katastrophe, die unwahrscheinlich ist. Die Furcht davor äußert sich durch innerliche Unruhe, Nervosität, Schlafstörungen oder Angespanntheit. Der ausschlaggebende Unterschied zur Panikstörung ist jedoch, dass die eben genannten Symptome bei der generalisierten Angststörung nicht alle gleichzeitig, sondern vielmehr über den Tag verteilt auftreten. Wie es zur Entstehung einer generalisierten Angststörung kommen kann, ist in der Wissenschaft nicht vollständig geklärt. Experten gehen jedoch davon aus, dass es sich um eine Kombination aus biologischen und psychischen Faktoren handelt oder ein traumatisches Erlebnis (zum Beispiel aus der Kindheit) zu Grunde liegt.

**Ein Beispiel aus der Kindheit:**
Ein Kind, das wiederholt häusliche Gewalt erlebt, entwickelt tiefsitzende Ängste und Unsicherheiten. Diese anhaltenden traumatischen Erfahrungen führen dazu, dass das Kind ständig in einem Zustand erhöhter Wachsamkeit lebt und sich ständig Sorgen um die eigene Sicherheit und die der Familienmitglieder macht. Diese chronische Angst und das Gefühl der Hilflosigkeit können sich bis ins Erwachsenenalter fortsetzen und zu einer generalisierten Angststörung führen, bei der die Person sich übermäßig und unkontrolliert über eine Vielzahl von alltäglichen Dingen sorgt, ohne dass ein konkreter Auslöser vorhanden ist.

## PANIKSTÖRUNGEN

Bei Panikstörungen handelt es sich um die wohl schwerste Art von Angstanfällen. Betroffene leiden unter immer wiederkehrenden heftigen psychischen und auch körperlichen Symptomen. Eine sogenannte Panikattacke kann wenige Minuten, im Extremfall jedoch auch mehrere Stunden, andauern. Um die Komplexität hinter Panikstörungen und vor allem auch die entsprechenden Behandlungsansätze zu verstehen, wird im weiteren Verlauf dieses Buches genauer auf sämtliche Aspekte von Panikstörungen eingegangen. Auch die Entstehung einer Panikstörung kann oftmals auf traumatische Erlebnisse aus der Kindheit zurückgeführt werden. Weitere Erklärungsansätze sind spezielle Erziehungsstile in der Kindheit, genetische Faktoren oder die Veränderung bestimmter Botenstoffe im Gehirn.

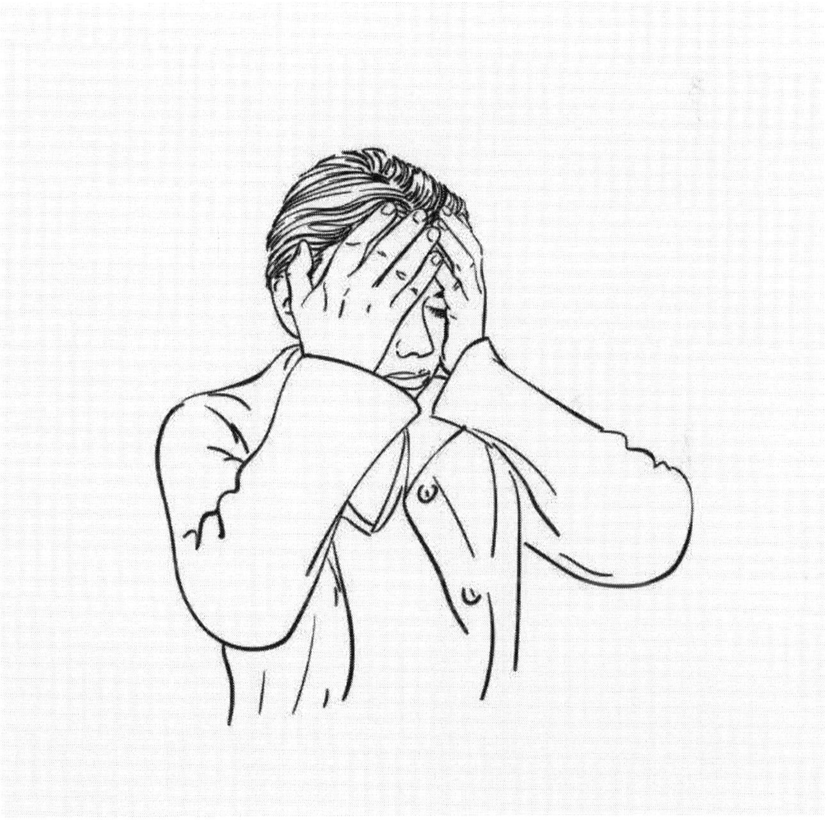

# Panikattacken: Ein übermächtiges Erlebnis

*„Es beginnt mit einem flauen Gefühl in der Magengegend. Ein leichter Anflug von Angst und Panik, der in mir hochsteigt. Langsam wird die Angst immer stärker. Gleichzeitig reagiert auch mein Körper: Ich beginne, zu schwitzen, schneller zu atmen, und auch der Puls erhöht sich. Ich stelle mir die Frage: Was ist nur los? Stimmt etwas nicht? Wieso reagiert mein Körper auf diese Art und Weise? Ich bekomme noch mehr Angst und auch die Symptome verschlimmern sich: Ich beginne, stark zu schwitzen, mein Herz rast und das Atmen fällt plötzlich schwer. Ich bin mir sicher: Hier stimmt etwas ganz und gar nicht. Meine Gedanken beginnen, zu rasen, und die Panik in mir wird unerträglich."*

*Anonym*

So oder so ähnlich beschreiben Betroffene ihre Gefühlszustände während einer Panikattacke. Panikattacken verlaufen nicht immer gleich - allerdings beschreiben die meisten Betroffenen ähnliche Symptome:

- plötzlich auftretende Furcht
- plötzliches Unwohlsein
- Schmerzen in der Brust
- Atemnot / das Gefühl, zu ersticken
- Schwindel
- Ohnmachtsgefühl
- Übelkeit
- Bauchschmerzen
- Taubheit in den Extremitäten
- Kribbeln in den Lippen
- Herzrasen / erhöhter Puls
- Kurzatmigkeit
- starkes Schwitzen
- Zittern
- verschwimmende Realität
- Gefühl der Entfremdung der Umgebung
- Hitzewallungen
- Angst davor, verrückt zu werden
- Todesangst

Die meisten Panikattacken treffen einen komplett unerwartet und in alltäglichen Situationen. Plötzlich bricht über die Betroffenen eine Welle der Angst herein, die sie komplett vereinnahmt.

**Kurzum:**
Bei einer Panikattacke handelt es sich um eine kurze Phase extremen Leids und extremer Furcht, die plötzlich und unerwartet einsetzt. Begleitet wird die Panikattacke nicht nur von psychischen, sondern auch von physischen Symptomen. Nicht selten sprechen Betroffene von regelrechter Todesangst und dem Gefühl, während der Attacke sterben zu müssen.

Von vielen Betroffenen wird das Erleben einer Panikattacke wie eine Achterbahnfahrt der Gefühle beschrieben, das mit einem Gefühl der inneren Unruhe beginnt. Dieses Gefühl breitet sich immer weiter im ganzen Körper aus, bis schließlich auch körperliche Symptome, wie Herzrasen, Atemnot und starkes Schwitzen, auftreten. Die Umgebung scheint zu verschwimmen und selbst vertraute Orte können plötzlich bedrohlich erscheinen. Die Muskeln verkrampfen, der Körper zittert und bebt. Sich in dieser Ausnahmesituation zu beruhigen, ist für die meisten Menschen ein Ding der Unmöglichkeit. Oftmals lässt sich das plötzliche Auftreten einer Panikattacke nicht direkt erklären, was Betroffene nicht selten an ihrer eigenen Realität zweifeln lässt. Die erlebten Panikattacken sind häufig so traumatisierend, dass Betroffene eine regelrechte Panik vor weiteren Attacken entwickeln.

## Wer leidet unter Panikattacken?

Panikattacken sind längst keine Seltenheit mehr. Ganz im Gegenteil: Sie kommen laut einer Studie des National Institute of Mental Health (NIMH) aus den USA relativ häufig vor. Das Institut geht davon aus, dass etwa 11 % der erwachsenen Bevölkerung bereits mindestens einmal eine Panikattacke erlebt haben. Wichtig ist hierbei jedoch, zu erwähnen, dass längst nicht jeder Mensch, der schon einmal eine Panikattacke hatte, zwangsläufig auch eine Panikstörung entwickelt. Hierzu erfahren Sie im Verlauf des Ratgebers mehr.

Fakt ist jedoch: Panikattacken sind ein häufiges und ernstzunehmendes Phänomen, das jeden Menschen treffen kann – ganz unabhängig vom Alter und der sozialen Schicht. Oftmals sind auch die Ursachen für Panikattacken nicht klar zu benennen. Es muss also – entgegen weit verbreiteter Vorurteile – nicht zwingend ein traumatisches Erlebnis vorausgegangen sein, um von einer Panikattacke heimgesucht zu werden. Tatsächlich können Panikstörungen auch genetisch veranlagt sein oder durch chronischen Stress herbeigeführt werden. Natürlich gibt es noch viele weitere verschiedene Ursachen und Gründe, die zu Panikattacken führen können. Wie Sie diese erkennen können, erfahren Sie im weiteren Verlauf des Buches.

Leider werden Panikattacken in der öffentlichen Wahrnehmung von zahlreichen Vorurteilen begleitet, was es Betroffenen häufig nicht leichter macht und diese in die Isolation treibt. Panikattacken werden leider immer noch häufig als Zeichen von Schwäche gesehen – ein Vorurteil, das durch Unwissenheit und Unaufgeklärtheit zustande kommt. Es ist klar, dass es sich bei Panikattacken, nach neuestem wissenschaftlichen Erkenntnisstand, um ein Zusammenspiel aus biologischen, genetischen und Umweltfaktoren handelt. Panikattacken sind meistens also nicht selbstverschuldet, sondern durch zahlreiche externe Faktoren bedingt.

## Abgrenzung zur Panikstörung

Besonders wichtig ist es, Panikattacken von der sogenannten Panikstörung abzugrenzen. Während es sich bei einer Panikattacke um eine intensive und akute Episode handelt, zeichnet sich die Panikstörung durch immer wiederkehrende und anhaltende Panikattacken aus. Im Zuge einer Panikstörung entwickelt sich häufig eine regelrechte Furcht vor dem Auftreten weiterer Panikattacken.

Eine klare Abgrenzung ist vor allem mit Blick auf die richtige Diagnose und im Zuge dessen auch auf eine passende Behandlung wichtig.

# Die Angst vor der Angst oder: Die Panikstörung

Nicht umsonst werden Panikstörungen auch als „Angst vor der Angst“ bezeichnet: Bei Panikstörungen handelt es sich um eine Art der Angststörung, die sich durch das immer wiederkehrende Auftreten von Panikattacken auszeichnet. Dabei entwickelt sich bei den Betroffenen eine regelrechte Panik vor neuen Attacken, die das Auftreten solcher befeuert. Im Klartext heißt das: Betroffene werden in mehr oder weniger regelmäßigen Abständen und meist aus heiterem Himmel immer wieder von Panikattacken heimgesucht. Die Betroffenen fühlen sich ihrer Angst dabei hilflos ausgesetzt. Die erlebten Panikattacken sind körperlich und geistig so traumatisierend, dass die Angst vor weiteren Attacken das ganze Leben überschattet und negativ beeinflusst. Das Tückische dabei ist, dass die Angst vor der Angst zu einem stetig erhöhten Stresspegel führt, der wiederum das Auftreten einer Panikattacke wahrscheinlicher macht. Vielleicht haben Sie auch schon einmal von dem Begriff „Self Fulfilling Prophecy“, auf Deutsch *Selbsterfüllende Prophezeiung*, gehört, der in diesem Zusammenhang häufig genannt wird.

**Definition: Self Fulfilling Prophecy**
Bei einer Self Fulfilling Prophecy handelt es sich um eine Vorhersage, die ihre Erfüllung selbst bewirkt, das heißt: Die Vorhersage, an die ein Mensch glaubt, tritt ein, weil er selbst davon überzeugt ist und – bewusst oder auch unterbewusst – so handelt, dass diese sich erfüllt.

Diesem Phänomen liegt ein wesentlicher Mechanismus zugrunde: Menschen, die an Vorhersagen glauben, bewirken eine positive Rückkopplung zwischen Erwartung und Verhalten. Sie agieren so, dass die Vorhersage tatsächlich eintritt – unabhängig davon, ob sie dies wünschen oder sich davor vielleicht sogar fürchten.

Wer also mit dem permanenten Gedanken an die möglicherweise nächste bevorstehende Panikattacke durch den Alltag geht, beschwört diese unterbewusst herbei.

**Beispiel:**
Mia hat in der Vergangenheit mehrere Panikattacken erlebt. Sie beginnt, sich ständig Sorgen zu machen, dass sie erneut eine Panikattacke erleiden könnte. Diese Angst führt dazu, dass sie sehr aufmerksam auf ihren Körper hört und auf mögliche Anzeichen einer neuen Attacke achtet, wie z. B. ein schneller Herzschlag oder ein flaues Gefühl im Magen.

Eines Tages spürt Mia ein leichtes Herzklopfen, was ganz normal sein könnte, aber ihre Angst vor einer Panikattacke verstärkt sofort ihre Aufmerksamkeit auf dieses Symptom. Sie beginnt, tiefer und schneller zu atmen, was ihre Angst weiter anheizt. Ihre Gedanken kreisen nun um die Befürchtung, dass sie gleich eine Panikattacke bekommen wird.

Diese gedankliche und körperliche Reaktion verstärkt die Symptome und Mia beginnt, Schweißausbrüche und Schwindel zu spüren. Ihre Angst erreicht einen Höhepunkt und sie erlebt tatsächlich eine Panikattacke. Dieses Beispiel zeigt, wie die Angst vor der Angst selbst einen Teufelskreis erzeugen kann, der letztlich zur Auslösung einer Panikattacke führt.

Betroffene von Panikstörungen werden von einer dauerhaften Angst begleitet, die viele als lähmend und extrem belastend beschreiben. Für viele Personen wird die Angst vor der Angst so groß und erdrückend, dass ein normaler Alltag undenkbar wird. Die Panikstörung beziehungsweise die Angst vor der Angst wird zum Herrscher über den Alltag, die Gedanken und die Handlungen der Betroffenen.

## Symptome

Die Symptome einer Panikstörung ähneln den Symptomen einer Panikattacke in vielerlei Hinsicht – jedoch mit dem großen Unterschied, dass die Symptome bei einer Panikstörung wiederkehrend und regelmäßig auftreten. Sie können sehr vielseitig sein und variieren von Mensch zu Mensch. Dabei sind die Beschwerden oftmals sowohl körperlicher als auch emotionaler beziehungsweise psychischer Natur. Im Folgenden erfahren Sie, was eine Panikstörung auszeichnet und welche Symptome dabei typischerweise auftreten können.

## Plötzliche und intensive Angstanfälle

Das zentrale Merkmal der Panikstörung ist das plötzliche Auftreten intensiver Angstanfälle (Panikattacken). Diese treten unerwartet und wiederkehrend auf und gehen mit zahlreichen körperlichen und emotionalen Symptomen einher. Die Betroffenen übermannt eine intensive Angst, die begleitet werden kann von

- Herzrasen,
- Atemnot,
- Schwindel,
- Zittern,
- starkem Schwitzen,
- Brustschmerzen.

Diese körperlichen Symptome gehen häufig mit dem Gefühl einher, den Bezug zur Realität zu verlieren oder „verrückt" zu werden. Bei Betroffenen besteht häufig die Angst davor, während einer solchen Panikattacke die Kontrolle zu verlieren oder sogar zu sterben. Meist erreichen die Symptome während einer solchen Attacke nach einigen Minuten ihren grausamen Höhepunkt. Nach der Attacke bleiben die Betroffenen oft energie- und ratlos zurück.

Im Detail kann man sich das Abklingen einer Panikattacke so vorstellen:

- **Abklingen der Symptome**: Die körperlichen Symptome, wie zum Beispiel Herzrasen, und Schweißausbrüche, beginnen allmählich, abzunehmen. Der Körper wechselt von einem Zustand der extremen Erregung in einen Zustand der „Entspannung".
- **Erholung**: Während der Körper sich beruhigt, kann die Person immer noch eine gewisse Erschöpfung oder Müdigkeit spüren, da eine Panikattacke physisch und emotional enorm anstrengend ist. Der Körper benötigt Zeit, um die während der Panikattacke ausgeschütteten Stresshormone wieder abzubauen.
- **Nachwirkungen**: Viele Menschen fühlen sich nach einer Panikattacke völlig erschöpft und emotional ausgelaugt. Zudem fühlen sich Betroffene häufig ängstlich oder besorgt darüber, dass eine weitere Attacke folgen könnte.
- **Kognitive Verarbeitung**: Nach der körperlichen Erholung kann die Person auf einer kognitiven Ebene versuchen, zu verstehen, was gerade passiert ist. Sie könnte darüber nachdenken, was die Attacke ausgelöst hat und wie sie solche Situationen in Zukunft vermeiden oder besser bewältigen kann.
- **Rückkehr zur Normalität**: Schließlich kehrt der Betroffene allmählich zu seinem normalen Zustand zurück. Die intensiven Gefühle der Panik klingen

vollständig ab und tägliche Aktivitäten können wieder aufgenommen werden – auch wenn ein gewisses Maß an Wachsamkeit oder Besorgnis durchaus bestehen bleiben kann.

## Angst vor weiteren Panikattacken

Die Panikstörung ist außerdem durch die Angst vor weiteren Panikattacken gekennzeichnet. Es wird hierbei auch von der sogenannten „Antizipatorischen Angst“ oder auch *Erwartungsangst* gesprochen. Wer unter einer Panikstörung leidet, wird immer wieder in unvorhersehbaren Abständen von Panikattacken heimgesucht. Die Angst vor erneuten Attacken wird hierbei zu einem zentralen Element im Leben der Betroffenen. Sie überschattet und bestimmt den kompletten Alltag. Die andauernde Furcht führt schließlich dazu, dass Betroffene ein Vermeidungsverhalten entwickeln und bestimmte Aktivitäten und Orte meiden – stets in der Hoffnung, weitere Panikattacken zu vermeiden. Leider führen diese Vermeidungsstrategien in den meisten Fällen jedoch zu erheblichen Einschränkungen im täglichen Leben und zu einer allgemeinen Unzufriedenheit, die das Leben der Betroffenen massiv negativ beeinflusst.

## Körperliche Symptome und Beschwerden

Neben den oben beschriebenen akuten körperlichen Symptomen können Betroffene einer Panikstörung auch an zahlreichen chronischen Symptomen leiden. Hierzu zählen

- Kopfschmerzen,
- Verspannungen,
- Muskelschmerzen oder
- Magenprobleme.

Häufig sind diese Symptome eine direkte Folge der anhaltenden Stressreaktion des Körpers.

## Hypervigilanz und Überempfindlichkeit

Menschen, die an einer Panikstörung leiden, befinden sich häufig in einem dauerhaften Zustand erhöhter Alarmbereitschaft, also in einer Hypervigilanz. Sie nehmen sämtliche Anzeichen von Unwohlsein oder Unregelmäßigkeit im Körper unproportional bewusst und ängstlich wahr. Diese Überempfindlichkeit führt zu einer Verstärkung der Angst und schlussendlich dazu, dass sich Betroffene in einen Teufelskreis der Überempfindlichkeit begeben.

### Soziale Isolation und Vermeidungsverhalten

Auch das Meiden sozialer Situationen zählt zu den typischen Symptomen einer Panikstörung. Betroffene entwickeln nicht nur generell eine große Angst vor dem Erleiden einer Panikattacke, sondern auch davor, dass sie einer solchen in der Öffentlichkeit ausgesetzt sein könnten. Dieser Gedanke verstärkt die soziale Isolation und Situationen in der Öffentlichkeit werden zunehmend gemieden. Panikstörungen können also nicht nur das eigene Wohlbefinden stark belasten, sondern auch eine extreme Belastung für soziale Beziehungen darstellen.

## Depersonalisation und Derealisation

Viele Betroffene von Panikstörungen haben während einer solchen Attacke das Gefühl, dass sie sich sowohl von sich selbst als auch von ihrer Umgebung entfremden. Dieses Phänomen ist als Depersonalisation und Derealisation bekannt. Diese Gefühle verstärken die eigenen Ängste zusätzlich und können auf lange Sicht die eigene Wahrnehmung stark beeinträchtigen.

## Schlafstörungen

Ausreichend Schlaf ist enorm wichtig für unsere körperliche und geistige Gesundheit. Leider beeinträchtigt eine Panikstörung jedoch auch diesen Bereich stark negativ. Die permanente Angst vor dem Auftreten einer erneuten Panikattacke belastet Betroffene zum Teil so schwer, dass auch ihr Schlaf darunter leidet. Häufig werden sie von Schlaflosigkeit, innerer Unruhe, Gedankenrasen, Albträumen oder anderen Schlafstörungen heimgesucht, die dazu führen, dass die Lebensqualität weiter reduziert wird.

In der Summe ist es wichtig, zu betonen, dass Panikstörungen sehr individuell verlaufen und sich von Mensch zu Mensch stark unterscheiden. Nicht jede betroffene Person leidet an all den oben beschriebenen Symptomen. Zudem können sich die Symptome im Laufe der Zeit auch verändern oder variieren. Aus diesem Grund ist eine individuelle und umfassende diagnostische Beurteilung durch Fachpersonal empfehlenswert, um eine optimale Behandlung zu gewährleisten.

## Ausprägungen

Bei der Ausprägung von Panikstörungen spielen Faktoren wie Geschlecht, Alter und die damit verbundenen Lebensumstände eine zentrale Rolle. Im Folgenden erfahren Sie, wie diese Faktoren die Entstehung, den Verlauf und die Auswirkungen einer Panikstörung beeinflussen können und wie Panikstörungen ganz allgemein in unserer Gesellschaft verbreitet sind.

### Geschlechtsspezifische Unterschiede

Ein Blick in die Forschung zeigt, dass das weibliche Geschlecht insgesamt häufiger (wenn auch nur geringfügig) von Panikstörungen betroffen zu sein scheint als das männliche Geschlecht. Untersuchungen deuten darauf hin, dass hierbei vor allem biologische, kulturelle und soziale Faktoren eine wichtige Rolle spielen. Auch hormonelle Veränderungen im weiblichen Körper könnten einen signifikanten Einfluss auf das Auftreten von Panikattacken bei Frauen haben. Wichtig ist an dieser Stelle jedoch, zu betonen, dass auch die genetische Veranlagung und andere Umweltfaktoren einen Einfluss haben können.

**<u>Gut zu wissen:</u>**
**Hormonelle Veränderungen und Panikattacken**

Hormonelle Veränderungen können bei Frauen eine bedeutende Rolle bei der Auslösung von Panikattacken und Panikstörungen spielen, insbe-sondere durch Schwankungen in den Spiegeln von Östrogen und Progeste-ron. Diese Hormone beeinflussen die Stimmung und das zentrale Nerven-system und können somit Angst und Panikattacken fördern. Besonders häufig betroffen sind Frauen von hormonellen Veränderungen während des Menstruationszyklus, einer Schwangerschaft bzw. im Wochenbett oder während der Wechseljahre.

Auch das Fehlen von Progesteron spielt hierbei eine zentrale Rolle, da ein niedriger Progesteronspiegel die beruhigende Wirkung von GABA verringert, was Ängste verstärken kann. Zudem steigt durch das hormonelle Ungleichgewicht die Erregbarkeit des Nervensystems sowie die Wahrscheinlichkeit, an Stimmungsschwankungen zu leiden.

Die Wechselwirkungen zwischen biologischen und psychosozialen Faktoren machen es schwierig, eine klare Ursache für geschlechtsspezifische Unterschiede zu benennen. Festzuhalten bleibt, dass Panikattacken und -störungen jedes Geschlecht betreffen können und die Ursachen hierfür meist sehr vielfältig und individuell sind.

## Das Auftreten von Panikstörungen im Laufe des Lebens

In welchem Alter oder Lebensabschnitt sind die Menschen am anfälligsten für Panikattacken? Auch hier können nur schwer allgemeingültige Aussagen getroffen werden, da Menschen jeden Alters von Panikstörungen betroffen sein können. Allerdings gibt es einige interessante Tendenzen: So berichten die meisten Menschen, die an einer Panikstörung leiden, von einem Beginn in der frühen bis mittleren Adoleszenz beziehungsweise im frühen Erwachsenenalter. Dieser Lebensabschnitt zeichnet sich besonders dadurch aus, dass er von zahlreichen Veränderungen geprägt ist: Nicht nur der Körper verändert sich und wird „erwachsen", sondern auch das Leben bringt in diesem Abschnitt viele Herausforderungen mit sich. Es ist geprägt von zahlreichen Stressfaktoren, wie zum Beispiel von schulischem Stress, Prüfungssituationen, Beziehungsproblemen und beruflichen Unsicherheiten. Für viele Menschen sind der Übergang ins Erwachsenenleben sowie die Suche nach der eigenen Identität große Herausforderungen, die emotional sehr belastend sein können und damit die Anfälligkeit für das Erleiden einer Panikattacke erhöhen.

Wichtig zu betonen ist jedoch, dass Panikattacken und -störungen keinesfalls nur auf den oben genannten Lebensabschnitt beschränkt sind. Sie können in jedem Alter und Lebensabschnitt auftreten - auch erst im mittleren oder späten Erwachsenenalter.

Besonders anfällig für das Entwickeln einer Panikstörung sind Menschen, die sich in sogenannten „Lebensübergängen" befinden. Hierzu zählen beispielsweise der Übergang zu neuen beruflichen Herausforderungen, der Verlust eines geliebten Menschen und die Herausforderungen des Älterwerdens.

Doch es gibt auch gute Nachrichten: Viele Betroffene berichten von nachlassenden Symptomen in Bezug auf ihre Panikstörung ab dem 45. Lebensjahr. Einzelne Untersuchungen deuten darauf hin, dass Panikattacken mit zunehmendem Alter tatsächlich weniger werden oder sogar gänzlich verschwinden können. Ein möglicher Erklärungsansatz hierfür ist der wachsende Erfahrungsschatz, den Betroffene im Laufe ihres Lebens sammeln. Mit Hilfe von „natürlicher" Konfrontation schaffen sie es, Ängste abzubauen und mehr Gelassenheit zu entwickeln. Außerdem verändern sich auch die Gehirnstrukturen im Laufe des Lebens, was einen weiteren möglichen Erklärungsansatz liefern könnte. Wie immer gilt aber auch hier: Verallgemeinern lässt sich dieser Befund nicht. Eine Therapie bzw. Behandlung der Panikstörung ist daher immer sinnvoll.

## Unterschiedliche Ausprägungen von Panikattacken

Wie bei fast allen Krankheiten zu beobachten ist, gilt auch für Panikattacken: Es gibt sehr unterschiedliche Ausprägungen und Formen. Jeder Mensch ist einzigartig und individuell – und mindestens genauso individuell ist auch der Verlauf der Panikstörung. Nicht nur die Symptome, auch die Häufigkeit und Intensität der Attacken variieren und werden von den Betroffenen unterschiedlich wahrgenommen. Dementsprechend haben Panikattacken und -störungen auch einen unterschiedlichen Einfluss auf verschiedene Lebensbereiche. Anbei finden Sie einige Aspekte, die illustrieren, wie das Leben durch Panikstörungen beeinflusst werden kann und wie unterschiedlich die Ausprägungen sein können.

### Einschränkungen im Alltag

Je nach Häufigkeit und Intensität der Panikattacken kann der Alltag von Betroffenen unterschiedlich stark eingeschränkt sein. Während sich einige von ihnen bemühen, in der Öffentlichkeit – also im Beruf, bei Freunden und Familie – den Schein der „heilen" Welt zu wahren, und dadurch oft nicht einmal die engsten Freunde von dieser Panik ahnen, isolieren sich andere komplett und sind dadurch nicht mehr in der Lage, den Alltag zu bestreiten. Soziale Aktivitäten und Interaktionen werden weitestgehend aus Angst vor Panikattacken gemieden. Dies kann sich auch auf die berufliche Leistungsfähigkeit negativ auswirken: So können Betroffene beispielsweise dazu neigen, berufliche Herausforderungen zu meiden, was einer beruflichen Weiterentwicklung im Wege steht. Auch die Angst vor negativen Konsequenzen bei der Arbeit kann zu beruflichen Einschränkungen oder übermäßig häufigen Fehlzeiten führen. Nicht selten werden Betroffene von Panikstörungen im Laufe ihres Lebens arbeitsunfähig.

Doch nicht nur der Beruf, auch das ganz alltägliche Leben kann je nach Ausprägung der Panikstörung unterschiedlich stark belastet sein: Ganz alltägliche Situationen, wie zum Beispiel das Einkaufen, das Nutzen öffentlicher Verkehrsmittel oder das Reisen, können extremen Stress auslösen und dadurch von Betroffenen gemieden werden.

### Beziehungsschwierigkeiten

Wie bereits unter Punkt 1 beschrieben, können Panikstörungen bei Betroffenen auch einen negativen Einfluss auf zwischenmenschliche Beziehungen haben. Vermeidungsverhalten führt in vielen Fällen zu sozialer Isolation und schließlich zur Vereinsamung der betroffenen Person. Ein weiteres Problem auf sozialer Ebene besteht darin, dass teilweise das Verständnis von Partner, Familie oder Freunden für diese Krankheit fehlt. Sie können nicht vollständig nachempfinden, wie es demjenigen geht, was zu zahlreichen Missverständnissen, Frust und Distanz in Beziehungen führen kann.

### 5 Tipps für Angehörige zum besseren Verständnis für Panik- und Angststörungen

- **Informieren Sie sich**: Lernen Sie mehr über Panik- und Angststörungen, um ein besseres Verständnis für die Symptome, Ursachen und Behandlungsmöglichkeiten zu entwickeln. Dies hilft Ihnen, die Erfahrungen der betroffenen Person besser nachzuvollziehen und zu verstehen, dass ihre Ängste real und ernst sind.

- **Seien Sie geduldig und verständnisvoll**: Zeigen Sie Geduld und Verständnis, wenn die betroffene Person über ihre Ängste spricht oder eine Panikattacke erlebt. Vermeiden Sie Urteile oder Aussagen wie „Reiß dich zusammen". Stattdessen können Sie beruhigend und unterstützend reagieren. Beispiel: „Ich bin für dich da."

- **Ermutigen Sie zu professioneller Hilfe**: Unterstützen Sie die betroffene Person dabei, professionelle Hilfe in Anspruch zu nehmen, wie einen Therapeuten oder Psychiater. Begleiten Sie sie gegebenenfalls zu Terminen und ermutigen Sie sie, an empfohlenen Behandlungsplänen festzuhalten.

- **Bieten Sie praktische Unterstützung**: Helfen Sie der betroffenen Person, indem Sie praktische Unterstützung im Alltag bieten. Dies kann beispielsweise das Übernehmen von Aufgaben (wie zum Beispiel im Haushalt) sein, die sie als besonders stressig empfindet, oder das Schaffen eines ruhigen und sicheren Umfelds.

- **Pflegen Sie offene Kommunikation**: Ermutigen Sie die betroffene Person, offen über ihre Gefühle und Ängste zu sprechen. Hören Sie aktiv zu und bieten Sie emotionale Unterstützung. Fragen Sie, wie Sie konkret helfen können, und respektieren Sie ihre Wünsche und Grenzen.

## Depressionen und weitere psychische Probleme

Die permanente Angst vor weiteren Panikattacken versetzt den Körper von Betroffenen in eine anhaltende Alarmbereitschaft. Dieser Zustand führt auf Dauer zu chronischer Erschöpfung, Reizbarkeit und einer starken psychischen Belastung. Diese anhaltende Belastung kann im schlimmsten Fall zu Depressionen und anderen psychischen Erkrankungen führen.

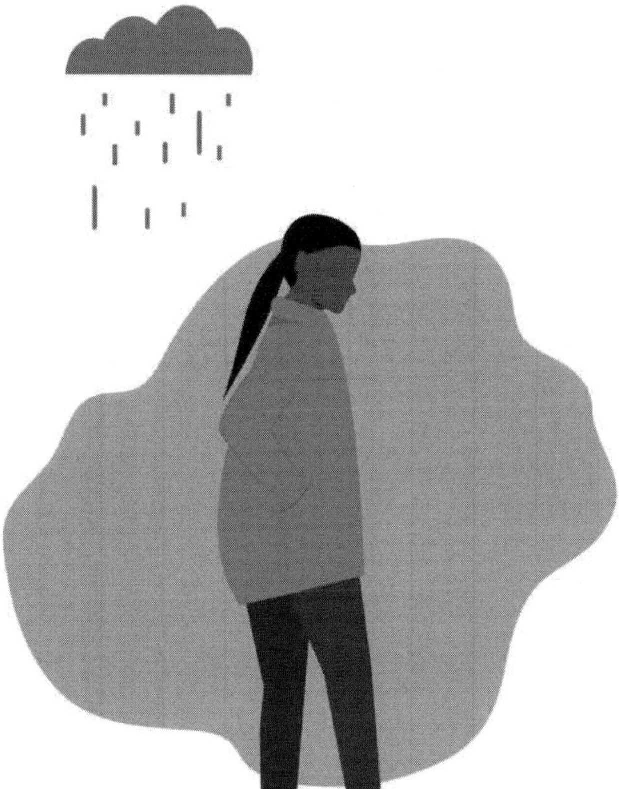

ⓘ

**Chronischer Stress und die Bedeutung für den Organismus**

Stress ist für den Körper wortwörtlich „Gift". Vor allem chronischer Stress wirkt sich auf den Organismus enorm negativ aus. Ist der Körper permanent Stress ausgeliefert, schüttet er ununterbrochen das Stresshormon Cortisol aus. Dies kann wiederum zu einer regelrechten Überbelastung des Hormonsystems führen und so eine Reihe gesundheitlicher Beschwerden mit sich bringen. Die Folge können Herz-Kreislauf-Erkrankungen, Schlafstörungen, Magen-Darm-Probleme, Depressionen oder eben Angstzustände sein. Auch das Immunsystem wird durch zu viel Stress geschwächt, wodurch Krankheiten leichtes Spiel haben. Langfristig begeben Sie sich durch permanenten Stress in einen Teufelskreis: Die durch Stress verursachten gesundheitlichen Probleme führen zu noch mehr Stress, was wiederum der Gesundheit schadet. Aus diesem Grund sind Stressbewältigungsstrategien so wichtig – welche Sie im weiteren Verlauf dieses Ratgebers kennenlernen werden.

Wichtig ist an dieser Stelle, nochmals zu betonen, wie unterschiedlich die Ausprägungen einer Panikstörung sein können. Viele Menschen sind trotz der Panikstörung dazu in der Lage, ein „normales" Leben zu führen – andere wiederum sind stark beeinträchtigt, wodurch die Bewältigung des Alltags zu einem Ding der Unmöglichkeit wird.

Um negative Auswirkungen zu minimieren und Betroffenen zu einem erfüllten und qualitativ hochwertigen Leben ohne Beeinträchtigung zu verhelfen, ist es wichtig, eine frühzeitige Diagnose zu stellen und eine umfassende und individualisierte Behandlung in Angriff zu nehmen.

# Ursprünge und Auftreten von Panikstörungen

Die Wurzeln einer Panikstörung sind tief in der komplexen Psychologie sowie den individuellen Erfahrungen der Betroffenen verankert. Panikattacken können ohne erkennbaren Grund auftreten, zum Beispiel, wenn die Person abends ganz entspannt vor dem Fernseher liegt – sie können jedoch auch diverse Auslöser haben, die meist genauso individuell wie die Betroffenen selbst sind. Es ist wichtig, ein Verständnis für die Ursprünge von Panikattacken zu entwickeln, um diese bei der Wurzel zu packen und schließlich behandeln zu können. Im Folgenden wird Ihnen eine Auflistung von Situationen und Gegebenheiten nähergebracht, die häufig als Auslöser für Panikattacken gelten.

## Soziale Situationen und Menschenmengen

Für viele Menschen bedeuten soziale Situationen puren Stress. Allein das Gefühl, von vielen Persönlichkeiten umgeben zu sein, löst bei einer Vielzahl an Menschen ein Gefühl von Unbehagen und eine Überstimulation aus. Besonders in Menschenmengen ist dies gegeben. Bei manchen Menschen wird hierbei ein Gefühl des Kontrollverlusts hervorgerufen, welches Panik auslöst. Betroffene verspüren besonders in sozialen Situationen häufig ein Gefühl der Verwundbarkeit und eine Angst vor der Bewertung durch andere. Diese Gefühle setzen die Angstspirale in Gang.

Typische Szenarien, in denen soziale Angst auftreten kann, sind öffentliche Veranstaltungen, der Besuch in Restaurants, öffentliche Verkehrsmittel oder sogar soziale Zusammenkünfte in den eigenen vier Wänden. Die Betroffenen verspüren in solchen Situationen einen enormen Druck und haben gleichzeitig Angst vor einer möglichen öffentlichen Konfrontation.

## Platzangst (Agoraphobie)

In etwa zwei Drittel der Fälle ist die Panikstörung eng mit einer Agoraphobie verbunden. Unter einer Agoraphobie wird die Furcht vor bestimmten Orten oder Situationen verstanden, in denen eine Flucht undenkbar und Hilfe nicht verfügbar ist. Häufig wird hierbei auch von der sogenannten „Platzangst" gesprochen. Betroffene fühlen sich zum Beispiel in engen Räumen, Flugzeugen, auf Brücken oder in Menschenmengen extrem unwohl, da sie das Gefühl haben, in diesen Umgebungen gefangen und hilflos zu sein. Dieses Gefühl hat auf sie einen erheblichen Einfluss. Meist werden solche Orte von Menschen, die unter Panikattacken leiden, gemieden, was wiederum die Lebensqualität beträchtlich einschränken kann.

## Fehlende Kontrollmöglichkeiten

Auch in Situationen mit fehlenden Kontrollmöglichkeiten können sich Betroffene sehr unwohl fühlen. Gemeint sind hiermit Situationen, die eine Person nicht direkt beeinflussen kann, zum Beispiel, wenn sie in einem Auto sitzt und eine andere Person das Fahrzeug steuert. Betroffene beginnen dann häufig, sich Horrorszenarien auszumalen, wodurch Panik entsteht.

## Unsicherheit über die körperliche Gesundheit

Menschen, die an Panikattacken leiden, sind häufig besonders sensibel gegenüber körperlichen Empfindungen. Bereits die kleinsten Unregelmäßigkeiten oder Auffälligkeiten werden als Bedrohung interpretiert und lösen Angst aus. Betroffene leiden an einer übermäßigen Angst vor Krankheiten, insbesondere vor Herz-Kreislauf-Erkrankungen oder Atemwegsproblemen. Dies liegt häufig daran, dass bereits die „harmlosesten" körperlichen Symptome, wie Schwitzen oder Kurzatmigkeit, von Betroffenen interpretiert werden und Stress auslösen. Dadurch geraten Betroffene in einen Teufelskreis: Die übermäßigen Sorgen über die harmlosen körperlichen Symptome führen zu einer Zunahme der Symptome und damit einhergehend zu vermehrter Sorge und Angst. Das Bewusstsein um die eigene Verletzlichkeit und die Sorge um die eigene körperliche Gesundheit können zu Panikattacken und einer Angststörung führen und damit das Leben der Betroffenen enorm belasten.

## Bestimmte Erinnerungen oder Trigger-Ereignisse

Panikattacken können durch das direkte Erleben bestimmter Situationen oder Orte ausgelöst werden. Oftmals reicht aber bereits die Erinnerung an einen solchen Ort oder eine entsprechende Situation aus, um bei Betroffenen eine Panikattacke auszulösen. Gemeint sind in diesem Zusammenhang sogenannte „Trigger-Ereignisse". Bei solchen Ereignissen handelt es sich meist um belastende Lebensereignisse oder traumatische Erfahrungen aus der Vergangenheit, die tief in der Psyche verankert sind. Oft treten diese traumatischen Ereignisse gar nicht ins Bewusstsein der Betroffenen. Sie spielen sich dagegen oft unterbewusst ab, ohne dass der Ursprung bekannt ist.

**Definition: Trigger**

Bei sogenannten „Triggern" handelt es sich um bestimmte Reize oder Situationen, die eine unmittelbare emotionale oder körperliche Reaktion verursachen. Besonders betroffen sind hiervon Personen, die an psychischen Störungen leiden. Die Reaktionen auf Trigger können sehr unterschiedlich ausfallen: Sie reichen von Unbehagen über Angst bis hin zu Panikattacken oder extremen emotionalen Ausbrüchen.

Typische Trigger, die zu Panikattacken führen, können Gerüche, Orte, Geräusche oder visuelle Reize sein, die unerwartet an das erlebte Trauma erinnern und damit zum Auslöser für eine Panikattacke werden.

## Erlernt als Kind

Im Fachjargon spricht man hierbei vom sogenannten „Lernen am Modell".

**Beispiel:**

Ein Kind beobachtet immer wieder, wie die eigene Mutter ängstlich auf Spinnen reagiert. Die Wahrscheinlichkeit ist groß, dass sich das Kind am Verhalten der Mutter orientiert und selbst Angst vor Spinnen entwickelt.

Geprägt wird unsere Angst auch durch bestimmte Konsequenzen, die ein Verhalten nach sich ziehen. Von klein auf kann auch erlernt werden, Ängsten aus dem Weg zu gehen, wodurch Ängste verstärkt werden und auch Vermeidungsverhalten zu einer Konsequenz wird.

**Beispiel:**

Ein Kind hat leichte Angst vor Hunden, weil es in seinem bisherigen Leben noch keine Berührungspunkte mit Hunden hatte. Anstatt das Kind nun mit seiner Angst zu konfrontieren und ihm zu zeigen, dass es auch harmlose und liebe Hunde gibt, sorgt die Mutter (aus einer guten Absicht heraus) dafür, dass das Kind Hunde meidet. Dem Kind wird dadurch suggeriert, dass mit Hunden tatsächlich eine Gefahr einhergeht. Durch dieses

Vermeidungsverhalten wird die Angst von Zeit zu Zeit immer größer werden.

## AUTOBIOGRAFISCH ERWORBEN

Dinge, die mit negativen Erlebnissen aus der Vergangenheit assoziiert werden, können nicht nur Angst auslösen, sondern diese weiter verstärken. So kann zum Beispiel bei Personen, die in der Vergangenheit einen Autounfall erlebt haben, der alleinige Anblick eines Autos Angst und Panik auslösen, obwohl sie gar nicht im Auto sitzen und einer realen Gefahr ausgeliefert sind. Die Betroffenen haben lediglich zwei Reize (falsch) miteinander verknüpft.

## ANGEBORENE ANGSTSTÖRUNG

Mittlerweile sind sich Forscher sicher: Angststörungen können auch angeboren sein. Es scheint tatsächlich eine genetische Disposition für Angststörungen zu geben. Ein Beispiel hierfür ist der sogenannte „Selektive Mutismus". Besonders häufig tritt diese Störung bereits im frühen Kindesalter auf. Betroffene Kinder sind durchaus in der Lage, zu sprechen, tun bzw. können es in bestimmten sozialen Situationen aber nicht. Experten gehen davon aus, dass es sich hierbei um eine angeborene Angststörung handelt.

## MEHRFACH-BELASTUNGEN

Panikstörungen können auch durch Dauerstress oder leidvolle Erlebnisse, wie zum Beispiel durch den Tod eines geliebten Menschen oder einen Jobverlust, ausgelöst werden. Wie bereits mehrfach betont, liegt der Ursprung einer Panikstörung in dem komplexen Zusammenspiel zahlreicher Faktoren. Zwar können bestimmte Situationen, Orte oder Sinneseindrücke durchaus ein Trigger und Auslöser sein – allerdings kommt es hier dennoch zu einer Wechselwirkung zwischen zahlreichen Faktoren, wie zum Beispiel den genetischen Voraussetzungen, den aktuellen Lebensumständen sowie der psychischen und physischen Verfassung der Betroffenen.

# Das Vier-Ebenen-Modell der Angst

*„Was man zu verstehen gelernt hat, fürchtet man nicht mehr."*
*Marie Curie*

Ängste sind häufig nur schwer zu verstehen. Manchmal können wir sie nicht einmal als solche erkennen. So kann sich die Angst beispielsweise durch „unerklärliche" körperliche Symptome äußern, die der Laie der Angst gar nicht zuordnen würde. Die Folgen sind Sorgen, eine große Verunsicherung und zahlreiche Arztbesuche – nur um dort zu erfahren, dass man auf rein körperlicher Ebene völlig gesund ist. Solche Diagnosen führen bei den Betroffenen meist zu einer noch viel größeren Unsicherheit:

- Was stimmt denn dann nicht mit mir?
- Warum habe ich all diese körperlichen Symptome, wenn ich doch angeblich gesund bin?
- Stimmt etwas nicht mit mir?
- Werde ich vielleicht sogar verrückt?

Nicht selten rennen Betroffene von Arzt zu Arzt, um am Ende immer dieselbe, niederschmetternde Diagnose zu erhalten: „Sie sind völlig gesund. Ich kann Ihnen nicht helfen." Infolgedessen beginnt das Zweifeln an sich und der eigenen Wahrnehmung. Dabei sind die Symptome und körperlichen Empfindungen durchaus real. Bei Personen, die an einer Angststörung leiden, stammen sie aber tatsächlich nicht von einer körperlichen Krankheit. Nein – sie werden durch Angst ausgelöst. Die Angst ist eine echte Meisterin der Täuschung. Meistens tritt sie nämlich in den unterschiedlichsten Gestalten auf, sodass sie von Betroffenen nicht direkt als Angst wahrgenommen wird. Für den Laien ist es fast unmöglich, von den körperlichen Symptomen auf Angst zu schließen.

Ist man dem Phänomen jedoch zunächst auf die Schliche gekommen, ist die Erleichterung bei vielen Betroffenen groß. Sie sind erleichtert, dass Ihre Symptome doch einen Ursprung zu haben scheinen – auch wenn dieser auf den ersten Blick nur schwer greifbar ist. Denn im Gegensatz zu körperlichen Beschwerden gibt es gegen die Angst keine Tabletten, die Sie mal eben in der Apotheke kaufen können. Die Behandlung von Angststörungen ist um einiges komplexer – worüber Sie mehr im weiteren Verlauf dieses Ratgebers erfahren werden. Die gute Nachricht an dieser Stelle ist: Sie sind als Betroffener einer Angststörung nicht alleine. Ganz im Gegenteil: Wie Sie auf den vorhergegangenen Seiten bereits erfahren haben, zählen Angststörungen weltweit zu den häufigsten psychischen Erkrankungen. Das

Problem hierbei: In der Gesellschaft handelt es sich noch immer um ein großes Tabuthema. Viele Betroffene schämen sich für Ihre Diagnose und sprechen daher nicht darüber. Das Thema wird also „totgeschwiegen", wodurch viele Betroffene das Gefühl haben, alleine zu sein.

Seien Sie sich jedoch gewiss: Sie sind niemals alleine! Und was Sie auch nicht sind: hilflos der Angst ausgeliefert. Den grundlegendsten Schritt haben Sie bereits gemeistert: Sie kennen Ihr „Problem" und wissen, womit Sie es zu tun haben. Im nächsten Schritt geht es nun darum, die Angst zu verstehen. Mit Hilfe von faktenbasiertem Wissen wird es Ihnen gelingen, die „Angst vor der Angst" schrittweise zu verlieren und aus dem Teufelskreis der Angst auszubrechen. Wie Marie Curie einst so schön sagte: „Am meisten fürchten wir uns vor den Dingen, die wir nicht kennen." Wissen ist also ein optimales Instrument zur Überwindung von Ängsten. Lernen wir die verschiedenen Facetten der Angst erst einmal genauer kennen, wird schnell klar, dass die Angst kein überdimensionales, angsteinflößendes Monster ist (auch wenn sie sich zugegebenermaßen manchmal so anfühlt), sondern eine ganz gewöhnliche und im Grunde harmlose Emotion. So verliert die Angst schließlich die Macht über uns.

Im Folgenden widmen wir uns nun also den verschiedenen Facetten der Angst, um diese besser zu verstehen.

## Die vier Ebenen der Angst

Um die Angst verstehen zu können, muss sie möglichst ganzheitlich betrachtet werden und keine Facette ausschließen. Die verschiedenen Ebenen der Angst sind so eng miteinander verknüpft, dass sie nur zusammen existieren können. Sie beeinflussen und bedingen sich permanent gegenseitig. Zu unterscheiden sind folgende vier Ebenen:

1. Gefühle
2. Gedanken
3. Verhaltensweisen
4. körperliche Empfindungen

Doch wie genau kann sich die Angst auf diesen vier Ebenen äußern? Hierzu werden die vier Ebenen einzeln betrachtet – beginnend mit der Ebene, die die spürbarsten und offensichtlichsten Auswirkungen auf uns hat: die körperliche Ebene.

## 1. Ebene – Körperliches Erleben

Wie Sie bereits wissen, führt die Angst zu einer erhöhten Alarmbereitschaft. Der Körper bereitet sich auf eine möglicherweise nahende Gefahr vor. Dadurch wird unser kompletter Körper aktiviert und unsere Sinne werden geschärft. Dies äußert sich beispielsweise in einem erhöhten Puls, einem starken Herzschlag und einer beschleunigten Atemfrequenz. Wer das allerdings nicht weiß, kann diese körperlichen Symptome sehr schnell falsch interpretieren. Nicht selten fürchten Betroffene einen Herzinfarkt oder gar den Tod. Verständlicherweise verstärkt sich die Angst durch diese Annahme und die Symptome werden noch stärker. Betroffene fühlen sich dadurch in Ihrer Falschannahme bestätigt. Ein Teufelskreis entsteht.

Während manche Menschen fast permanent unter unterschwelligen Angstsymptomen leiden, tauchen diese bei anderen eher plötzlich, dafür aber intensiv auf. Nach kurzer Zeit klingen die Symptome meist wieder ab. Zu den typischen Angst-Symptomen gehören übrigens folgende Merkmale:

- Herzklopfen
- Zittern
- Schwitzen
- Hitzegefühl oder Kälteschauer
- Engegefühl in der Brust
- Magen-Darm-Beschwerden (Übelkeit, Durchfall, starker Harndrang) Kloßgefühl im Hals
- Benommenheit und Schwindel
- beschleunigte Atmung / Hyperventilation
- Taubheits- und Kribbelgefühle („Ameisenlaufen")
- Kopfschmerzen
- Schlaflosigkeit
- Libidoverlust

Dass bei diesen Symptomen erst einmal ein ungutes Gefühl auftritt, ist völlig verständlich. Ein Besuch beim Arzt kann jedoch meist sehr schnell Aufschluss darüber geben, ob es eine organische Ursache für diese Symptome gibt – oder eben nicht. Kann dies ausgeschlossen werden, ist die Wahrscheinlichkeit groß, dass die Ursache dieser Symptome die Angst ist. Die gute Nachricht ist hierbei: Bei Ihnen ist grundsätzlich alles in Ordnung. Die Angst ist eine natürliche und auch nützliche Reaktion des Körpers. Zwar ist sie unangenehm, jedoch zugleich auch völlig ungefährlich. Sie können sich sicher sein: Sie werden dadurch auf physischer Ebene keinen Schaden erleiden. Nichtsdestotrotz ist die Angst natürlich eine große psychische Belastung. Mehr dazu erfahren Sie im Folgenden.

## 2. Ebene – Gefühle

Auf Gefühlsebene ist die Angst ein sehr dominantes Gefühl, das jeder kennt. Allerdings geht die Angst in den meisten Fällen mit weiteren Emotionen einher. Diese nehmen wir häufig gar nicht bewusst wahr, da die Angst die meisten Gefühle überschattet. Achten Sie jedoch gerne beim nächsten Anflug von Angst darauf, welche Emotionen Sie noch verspüren. Häufig treten einhergehend mit dem Gefühl der Angst auch folgende Gefühlsregungen auf:

- Gereiztheit, Ärger oder Wut
- Nervosität, innere Unruhe
- Gefühl von Dünnhäutigkeit und Verletzlichkeit
- Überforderungsgefühl, Neigung zum Weinen
- Traurigkeit, Verzweiflung
- Hoffnungslosigkeit, Pessimismus
- Gefühl von Unwirklichkeit oder Entfremdung („Derealisation")

Wenn Sie ganz genau in sich hineinspüren, werden Sie schnell feststellen, wie vielschichtig die Angst ist und welche anderen Emotionen sich zur Angst dazugesellen. Oft eilen wir viel zu schnell und betiteln jede negative Emotion mit „Angst". Manchmal kann es sich jedoch lohnen, etwas genauer hinzuschauen und zu erforschen, welche Emotion Sie gerade wirklich verspüren und welchen Ursprung diese haben könnte.

## 3. Ebene – Gedanken

Die Angst ist zunächst eine Emotion, die wir spüren. Bei den meisten Menschen passiert jedoch während dieser Gefühlsregung noch sehr viel mehr: Es entstehen Bilder, Stimmen, Vorstellungen und Fantasien im Kopf. Plötzlich sind Sorgen und Befürchtungen präsent, manchmal verändert die Angst sogar ganze Einstellungen oder Weltbilder. All diese Dinge gehören zu unserer Gedankenwelt. Betroffene tendieren häufig dazu, sich mit ihrer Angst sehr intensiv auseinanderzusetzen und dieser in ihren Gedanken viel Platz einzuräumen. Das führt dazu, dass über die Ängste gegrübelt wird, Angstszenarien entstehen und viele „Was wäre, wenn ..."-Szenarien im Kopf auftauchen. Besonders häufig beschäftigen sich Betroffene mit den befürchteten Folgen. Dadurch entsteht die sogenannte „Erwartungsangst" – also die Angst vor der Angst. Darin sehen viele Betroffene fälschlicherweise den Beweis für die Gefährlichkeit ihrer Situation. Typisch sind zudem katastrophisierende Gedanken über die körperlichen Symptome der Angst. Nicht selten gehen Betroffene direkt vom Schlimmsten aus und stellen sich in ihrem Kopf zum Beispiel folgende Fragen: Was, wenn mein erhöhter Puls doch ein Anzeichen für einen Herzinfarkt ist? Was, wenn ich gleich ersticke und keine Luft mehr bekomme?

Weitere typische Gedanken sind folgende:

- Es wird etwas Schlimmes geschehen!
- Ich kann nicht mehr!
- Ich muss schnell raus hier!
- Was stimmt nicht mit mir?
- Wird das jemals aufhören?
- Ich werde verrückt!

Solche Gedanken sind in Bezug auf Angst völlig normal. Allerdings sollten Sie sich stets bewusst machen, dass diese Gedanken nicht unbedingt auf Tatsachen basieren. Vielmehr spricht aus diesen Gedanken die trügerische Stimme der Angst. Diese Art von Gedanken muss auch nicht zwangsläufig zum Problem werden. Wenn Ihre Gedanken jedoch anfangen, Ihr Handeln bzw. Ihr Verhalten zu beeinflussen, werden Sie durchaus zum Problem. Das bedeutet, dass Sie diesen Gedanken (wenn auch nur unterbewusst) Glauben schenken. Der beste Weg im Umgang mit diesen Gedanken ist daher der bewusste Umgang mit diesen. Wichtig ist zunächst das Erkennen dieser Gedanken. Nehmen Sie sie wahr, ohne diese zu bewerten oder auf sie zu reagieren. Machen Sie sich bewusst, dass diese Gedanken erlaubt und nicht unnormal sind. Lassen Sie die Gedanken dann aber wieder weiterziehen, ohne dass Sie sich negativ davon beeinflussen lassen. Gedanken bleiben Gedanken – nicht mehr und nicht weniger. Keine gute Idee ist es hingegen, Gedanken zu verdrängen oder zu verteufeln. Meist kommen sie dadurch nur noch stärker zum Vorschein. Stellen Sie sich hierzu folgende Metapher vor: Vor Ihnen brennt ein Feuer ab. Es handelt sich um eine heikle Szene, allerdings befinden Sie sich in sicherer Entfernung. Ihnen kann also nichts passieren. Sie können dem Feuer in Ruhe beim Abbrennen zuschauen. Wenn Sie nun aber aktiv hingehen und vielleicht sogar noch Öl ins Feuer gießen, begeben Sie sich in große Gefahr. Wahren Sie also Distanz und lassen Sie das Feuer in Ruhe.

## 4. Ebene – Verhalten

Die letzte Ebene ist das Verhalten. In letzter Instanz wirkt sich die Angst über die Emotionen und Gedanken auch auf dieses aus. Das häufigste zu beobachtende Verhalten ist das sogenannte Vermeidungsverhalten, das heißt: Betroffene beginnen, Situationen, die Sie potenziell in Angst versetzen könnten, vollständig zu vermeiden. Was im ersten Moment plausibel klingt, ist auf Dauer leider überhaupt keine gute Idee. Durch das Vermeiden signalisieren Sie Ihrem Körper, dass tatsächlich eine Gefahr vorliegt. Dadurch wird die Angst weiter verstärkt, sodass Sie in Zukunft noch mehr das Bedürfnis haben werden, bestimmten Situationen aus dem Weg zu gehen. Diese Angst kann sich schließlich auch auf weitere Aspekte ausweiten. Sie führt dazu, dass Sie Ihr komplettes Leben nach der Angst ausrichten: Sie bestimmt, wo Sie hingehen, was Sie tun und wen Sie treffen. Kurzum: Ein normaler Alltag wird undenkbar. Nicht mehr Sie, sondern Ihre Angst bestimmt Ihr Leben.

Typische Formen von Vermeidung sind übrigens folgende:

- Vermeidungsverhalten bei angstbesetzten Situationen
- Flüchten aus bestimmten Situationen
- Anwendung von selbst angeeignetem Sicherheitsverhalten

Weitere, damit einhergehende Symptome, die sich auf Verhaltensebene zeigen:

- Passivität, Antriebslosigkeit, Interessen- und Teilnahmslosigkeit Ablenkungsversuche
- übermäßiges Grübeln (führt häufig zu Konzentrationsstörungen)
- Aufschiebeverhalten („Prokrastination“)
- übertriebenes Kontrollieren von Dingen
- Anspannung der Muskulatur (Zähneknirschen, verspannte Schultern)
- nervöses Umherlaufen

Das bedeutet: Die Angst wird zum ständigen Begleiter. Vom bloßen Gefühl wird sie zum greifbaren Bestandteil Ihres Lebens, der sich weiter verselbstständigt – so lange, bis Sie die gesamte Kontrolle über Ihr Leben verlieren und an die Angst abgeben. So weit muss es jedoch nicht kommen! Wer sich darüber bewusst ist, wie Angst funktioniert und wie sie sich äußert, kann aktiv dagegen vorgehen und der Angst mutig die Stirn bieten.

# Unter der Lupe: Die generalisierte Angststörung verstehen

Um einen Umgang mit der Angst zu finden, der losgelöst von Emotionen ist, hilft es, möglichst viel über Ängste und Angststörungen zu wissen. Nachdem Sie nun einiges über Ängste gelernt haben, geht es im Folgenden um die Angststörung.

## WAS IST EINE ANGSTSTÖRUNG?

Im Gegensatz zur „normalen“ Angst, die in realen Gefahrensituationen einsetzt, tritt die Angst bei Angststörungen auch in völlig ungefährlichen Situationen auf. Die Angst, die erscheint, steht dabei in keinem angemessenen Verhältnis zur tatsächlichen Bedrohung. Betroffene erleben die auftretende Angst jedoch als äußerst intensiv und real – sowohl auf psychischer als auch auf physischer Ebene. Das Tückische dabei ist: Auch wenn Betroffene erkennen, dass Ihre Angst gerade unangemessen ist, gelingt es Ihnen nicht, diese zu kontrollieren oder gar auszuschalten. Häufig wird die Angst als solche auch gar nicht erkannt und die Symptome werden auf andere Umstände zurückgeführt.

Bei einer Angststörung treten die Angstzustände immer wieder auf – unabhängig von konkreten Auslösern. In einigen Fällen gibt es jedoch auch bestimmte Auslöser, wie zum Beispiel bestimmte Orte, Situationen oder Personen. Betroffene entwickeln hierbei häufig Vermeidungsverhalten, in der Hoffnung, der Angst aus dem Weg zu gehen. In extremen Fällen kann dies sogar dazu führen, dass sie sich vollständig zurückziehen und isolieren. So können Angststörungen im schlimmsten Fall sogar zur Arbeitsunfähigkeit führen.

Zu unterscheiden sind Angststörungen, die einen bestimmten Auslöser haben, von Angststörungen, die keinen konkreten Auslöser haben. Bei Angststörungen mit konkreten Auslösern handelt es sich um sogenannte Phobien. Diese werden zum Beispiel durch bestimmte Objekte ausgelöst. Hierzu zählt auch die Agoraphobie, die Sie bereits kennen gelernt haben. Weitere weit verbreitete Phobien sind die Angst vor Spinnen, Höhenangst, Flugangst oder die Angst vor engen Räumen.

Zu den spezifischen Ängsten zählt übrigens auch die soziale Phobie. Hierbei haben Betroffene besonders Angst vor Situationen, in denen Sie im Mittelpunkt stehen. Phobien können das Leben also stark beeinflussen. Bei anderen Angststörungen sind hingegen keine konkreten Auslöser auszumachen. Hierzu zählen vor allem die Panikstörung und die generalisierte Angststörung. Menschen, die an dieser Art von Störung leiden, geraten immer wieder ohne ersichtlichen Grund in Panik. Eine konkrete Ursache gibt es nicht. Die Angstattacken gehen mit starken körperlichen Symptomen einher und klingen meist nach kurzer Zeit wieder ab.

Bei der generalisierten Angststörung verhält es sich hingegen ganz anders. Die Beschwerden sind hierbei permanent vorhanden und für die Betroffenen spürbar. Ihr kompletter Alltag wird von Ängsten bestimmt und gelenkt. Normalität? Fehlanzeige! Sie fürchten sich zum Beispiel übermäßig davor, dass Ihnen selbst oder einer Person aus ihrem Umfeld etwas Schlimmes zustößt oder diese erkrankt. Dafür gibt es meist keine konkreten Anhaltspunkte.

## Wie kann eine solche Angststörung entstehen?

Leider ist bis heute nicht vollständig geklärt, wie Angststörungen entstehen. In der Wissenschaft ist man sich jedoch einig, dass wohl verschiedene Faktoren eine wichtige Rolle spielen und diese sich bei der Entstehung wechselseitig bedingen. Mögliche Entstehungsfaktoren können beispielsweise sein:

- Neurobiologische Grundlagen: Körperliche Faktoren, zum Beispiel ein Ungleichgewicht bestimmter Botenstoffe im Gehirn, können zur Entstehung einer generalisierten Angststörung beitragen. Forschungsergebnisse legen zudem nahe, dass an der Entstehung der generalisierten Angststörung verschiedene Bereiche des Gehirns beteiligt sind, insbesondere die Regionen, die für die Verarbeitung von Angst, Emotionen und kognitiven Prozessen zuständig sind.

- Bestimmte Erbanlagen: Es gibt Hinweise darauf, dass genetische Veranlagungen eine Rolle bei der Entstehung einer generalisierten Angststörung spielen können. Studien haben gezeigt, dass Menschen mit einer familiären Vorgeschichte von Angststörungen ein erhöhtes Risiko haben, selbst eine Angststörung zu entwickeln.

- Komorbidität: Die generalisierte Angststörung tritt häufig zusammen mit anderen psychischen Störungen wie Depressionen, anderen Angststörungen oder substanzbezogenen Störungen auf. Die gemeinsame Prävalenz dieser Störungen weist auf mögliche gemeinsame zugrunde liegende Ursachen oder ähnliche Risikofaktoren hin.

- Belastende Ereignisse aus der Vergangenheit, zum Beispiel Mobbing in der Kindheit oder ein schwerer Unfall, können dazu führen, dass Betroffene überdimensionale Ängste entwickeln, die sie alltäglich begleiten.

- Auch der Stress im Zusammenleben mit anderen Menschen, zum Beispiel eine schwierige Beziehung zu den eigenen Eltern, kann die Entstehung einer generalisierten Angststörung begünstigen.

- Falsch erlernte und verinnerlichte Verhaltensweisen aus der Kindheit können ebenso die Entstehung einer generalisierten Angststörung begünstigen, zum Beispiel: übermäßige Kontrolle und Behütung durch die Eltern, inkonsequente und unvorhersehbare elterliche Reaktionen, Mangel an emotionaler Unterstützung oder übermäßige Erwartungen und Perfektionismus.

Diese Auflistung zeigt vor allem eins: Bei der generalisierten Angststörung handelt es sich um ein äußerst komplexes Störungsbild, das von einer Vielzahl an Faktoren beeinflusst wird. Es ist von Mensch zu Mensch unterschiedlich, welche Faktoren zu welchem Anteil einfließen und für die Entstehung dieser Angststörung verantwortlich sind. Um die generalisierte Angststörung noch besser zu verstehen, werden im Folgenden die neuesten wissenschaftlichen Erkenntnisse dargelegt.

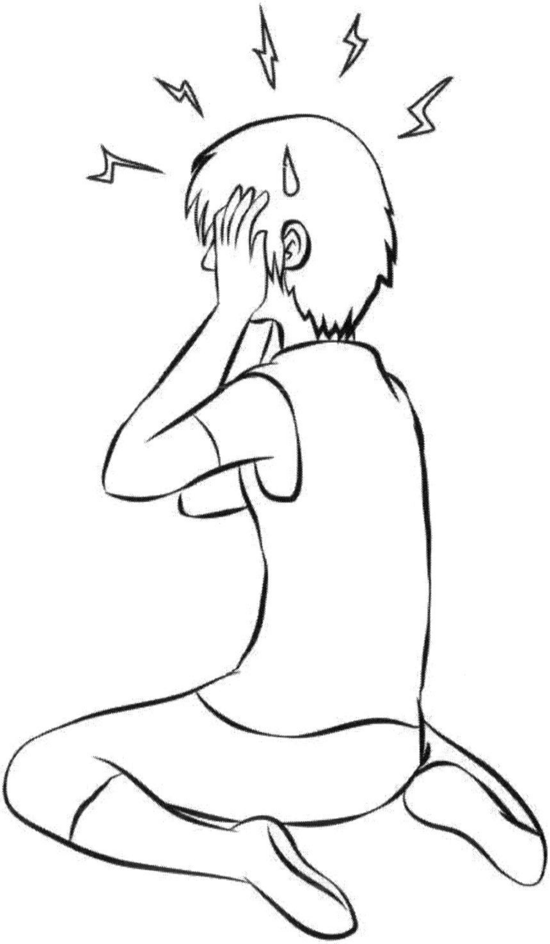

## Wissenschaftliche Erkenntnisse rund um die generalisierte Angststörung

In den letzten Jahrzehnten konnten Forscher viele Erkenntnisse über die Ursachen, Mechanismen und Behandlungsmöglichkeiten der generalisierten Angststörung gewinnen.

- Untersuchungen der Gehirnfunktionen von Personen mit generalisierter Angststörung haben gezeigt, dass bestimmte Bereiche des Gehirns, insbesondere der präfrontale Kortex und das limbische System, eine Schlüsselrolle bei der Entstehung und Aufrechterhaltung von Angstsymptomen spielen. Der präfrontale Kortex ist für die Regulation von Emotionen, Entscheidungsfindung und Problemlösung verantwortlich, während das limbische System, insbesondere der Mandelkern (Amygdala), an der Verarbeitung von Angst und Furcht beteiligt ist.

- Es wurde zudem festgestellt, dass genetische Faktoren eine Rolle bei der Anfälligkeit für die generalisierte Angststörung spielen. Studien haben gezeigt, dass das Risiko, an einer solchen zu erkranken, bei Personen mit einer Familienanamnese von Angststörungen deutlich höher ist. Es wird angenommen, dass mehrere Gene an der Regulation von Stressreaktionen und der Verarbeitung von Angst beteiligt sind.

- Chronischer Stress und traumatische Lebensereignisse können das Risiko für die Entwicklung einer generalisierten Angststörung erhöhen. Langfristiger Stress kann zu einer Überaktivierung des Stresssystems führen, was zu anhaltenden Angstsymptomen führen kann. Traumatische Erfahrungen in der Kindheit oder im Erwachsenenalter können ebenfalls das Risiko für eine Angststörung erhöhen und die Schwere der Symptome beeinflussen.

- Verschiedene Neurotransmitter und Hormone im Gehirn, wie Serotonin, Noradrenalin und GABA, spielen eine Rolle bei der Regulation von Angstsymptomen. Gamma-Aminobuttersäure (GABA) ist der wichtigste hemmende Neurotransmitter im Gehirn und spielt eine entscheidende Rolle bei der Regulation von Angst. Bei Menschen mit generalisierter Angststörung kann ein Ungleichgewicht oder eine Dysfunktion im GABA-System vorliegen, was zu einer übermäßigen neuronalen Aktivität und zu erhöhter Angst führt. Medikamente zur Behandlung von Angststörungen, wie Benzodiazepine, wirken durch Verstärkung der GABA-Aktivität. Stress und genetische sowie Umweltfaktoren können die GABA-Funktion beeinträchtigen und die Anfälligkeit für GAD erhöhen. Störungen im Gleichgewicht dieser Chemikalien können allgemein zu einer übermäßigen Angst führen. Auch Antidepressiva, die auf die Regulation dieser Neurotransmitter abzielen, sind eine häufige Behandlungsoption für die generalisierte Angststörung.

- Kognitive Verhaltenstherapie (CBT): CBT ist eine wirksame

Therapiemethode zur Behandlung von generalisierter Angststörung. Diese Therapie zielt darauf ab, dysfunktionale Denkmuster und Verhaltensweisen zu identifizieren und zu verändern, die zur Aufrechterhaltung von Angstsymptomen beitragen. Durch die Anwendung von Techniken wie kognitiver Umstrukturierung, Expositionsübungen und Stressbewältigung können Betroffene lernen, mit ihrer Angst umzugehen und ihre Symptome zu reduzieren. Mehr dazu erhalten Sie im weiteren Verlauf dieses Ratgebers!

- Neben der kognitiven Verhaltenstherapie können auch Medikamente zur Behandlung einer generalisierten Angststörung eingesetzt werden. Selektive Serotonin-Wiederaufnahmehemmer (SSRI) und Serotonin-Noradrenalin-Wiederaufnahmehemmer (SNRI) sind häufig verschriebene Medikamente, die dazu beitragen können, die Symptome der Angst zu lindern, indem sie die Verfügbarkeit von Neurotransmittern im Gehirn erhöhen.

Die Forschung zur generalisierten Angststörung hat zu einem besseren Verständnis der zugrunde liegenden Mechanismen und zur Entwicklung wirksamer Behandlungsmethoden geführt. Durch eine Kombination aus Psychotherapie, Medikamenten und Stressbewältigungstechniken können Betroffene lernen, mit ihrer Angst umzugehen und ein erfülltes Leben zu führen.

## Leben mit der Angst: Symptome und Leben mit der generalisierten Angststörung

Die generalisierte Angststörung zeichnet sich vor allem dadurch aus, dass Betroffene nahezu permanent unter Ängsten leiden. Sie sind nicht dazu in der Lage, das Angstgefühl zu kontrollieren. Dadurch werden ihr Alltag und ihr Leben stark eingeschränkt. Die damit einhergehenden Symptome können vielfältig sein. Sie reichen von Herzrasen und einem erhöhten Puls bis hin zu anhaltenden Magenproblemen. Nicht zu vergessen sind hierbei natürlich auch die psychischen Leiden. Die gute Nachricht: Mit Hilfe von Psychotherapie und bei Bedarf auch Medikamenten können Sie Ängste in den Griff bekommen. Ratsam ist es auch, sich selbst möglichst viel Wissen anzueignen und sich damit der Selbsthilfe zu befähigen. Die häufigsten und belastendsten Symptome einer generalisierten Angststörung sowie der Umgang mit diesen werden im Folgenden behandelt.

## Grübeln und Gedankenkreisen

Zu den typischen Merkmalen einer generalisierten Angststörung gehören das Grübeln und das Gedankenkreisen, die für Betroffene auf Dauer starke Belastungen darstellen. Sie machen sich permanent übermäßige Sorgen. Diese können sich auf die verschiedensten Lebensbereiche beziehen. Viele dieser Sorgen sind meist unbegründet und unverhältnismäßig zu den tatsächlichen Risiken.

Diese Symptome gehen mit übermäßigem Grübeln und Gedankenkreisen einher:

- **Anhaltende Sorgen und Befürchtungen:** Betroffene machen sich permanent Sorgen um die verschiedensten Aspekte in ihrem Leben. Es kann dabei um ihre Gesundheit, Finanzen, die Arbeit, Beziehungen oder die Zukunft im Allgemeinen gehen.
- **Schwierigkeiten, Sorgen loszulassen:** Betroffenen fällt es zudem schwer, sich von ihren Sorgen und Ängsten zu lösen – selbst dann, wenn sie wissen, dass die Ängste teils unbegründet sind. Sie schaffen es nicht, ihre Ängste zu kontrollieren, und fokussieren sich immer wieder auf negative Ereignisse oder Konsequenzen.
- **Übermäßiges Grübeln:** Betroffene tendieren dazu, sich in endlosen Gedankenschleifen zu verlieren. Das heißt: Sie steigern sich in diverse Gedankengänge so sehr hinein, dass ihr Grübeln kein Ende findet. Aus einem „harmlosen" Anfangsgedanken werden so gedankliche Horrorszenarien. Meist fühlen sich die Betroffenen auch auf körperlicher Ebene erschöpft und müde, da sie durch das Grübeln nicht zur Ruhe kommen.
- **Physische Symptome:** Wie eben beschrieben, wirkt sich das Grübeln auch auf körperlicher Ebene auf Betroffene aus. Sie leiden beispielsweise unter permanenter Spannung, Müdigkeit, Schlafstörungen, Muskelverspannungen, Kopfschmerzen oder Magen-Darm-Beschwerden.

Anhaltendes Grübeln und Gedankenkreisen wirken sich schließlich auf das gesamte Leben der Betroffenen negativ aus. So führt beides zum Beispiel zu einem permanent hohen Maß an Stress, Angst und Unruhe, was weitere gesundheitliche Beschwerden mit sich bringen kann. Außerdem sind Betroffene unter diesen Umständen nicht oder kaum in der Lage, sich auf Aufgaben im Beruf zu konzentrieren, private Beziehungen zu pflegen oder allgemein ein „normales" Leben zu führen. Meist kommt es so weit, dass diese Menschen soziale Aktivitäten weitestgehend einstellen, sich isolieren und zurückziehen und so eine noch größere soziale und emotionale Belastung erfahren.

## Was können Sie dagegen tun?

Es ist enorm wichtig, sich stets ins Bewusstsein zu rufen, dass es durchaus Hilfe gibt und Sie auch selbst aktiv etwas gegen Grübeln und Gedankenkreisen tun können, mit beispielsweise folgenden hilfreichen Vorschlägen:

Durch Achtsamkeitsübungen und eine intensive und kritische Selbstbeobachtung können Sie lernen, bestimmte Gedankenmuster zu erkennen und diese bewusst wahrzunehmen, ohne sich davon negativ beeinflussen zu lassen. Außerdem können Sie mit Hilfe von Achtsamkeitsübungen lernen, Ihren Fokus auf positivere Aspekte zu verlagern.

### Übung 1: Gedankentagebuch

Halten Sie Ihre Gedanken in einem Tagebuch fest. Sie können entweder in konkreten Situationen Ihre Gedanken festhalten oder am Ende des Tages reflektieren, welche emotionale Situation Sie gerne aufschreiben würden. Notieren Sie, wie es Ihnen während dieser emotionalen Situation ergangen ist.

- Welche Gedanken sind Ihnen dabei durch den Kopf gegangen?
- Welche Emotionen haben Sie währenddessen verspürt?
- Welche äußeren Umstände haben eine Rolle gespielt?

Fallen Ihnen vielleicht sogar automatische Muster auf? Gibt es wiederkehrende Überzeugungen oder Denkweisen? Notieren Sie abschließend unbedingt auch etwas Positives oder zumindest alternative, positive Gedanken, die Ihre beschriebene Situation ebenfalls umschreiben könnten.

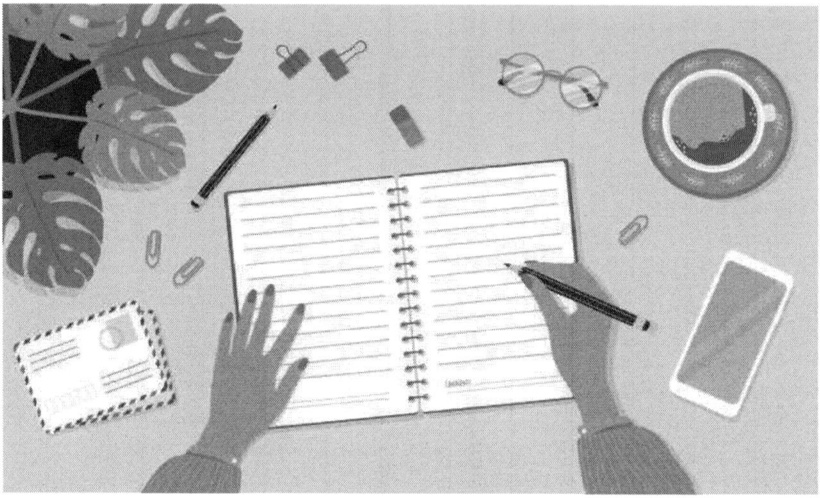

## Übung 2: Achtsamkeit und bewusstes Atmen

Der Schlüssel zur bewussten Gedankenlenkung heißt: Achtsamkeit. Achtsamkeit richtet sich jedoch nicht ausschließlich auf Gedanken oder Ängste. Sie kann sich auch (bzw. ganz besonders) auf die „kleinen" Dinge im Alltag beziehen, zum Beispiel das Atmen.

Nehmen Sie sich also bewusst 5 Minuten am Tag Zeit, um Achtsamkeit in Form einer kleinen Atemübung zu trainieren.

**So gehen Sie vor:**

- Setzen Sie sich bequem hin und schließen Sie Ihre Augen.
- Nun atmen Sie tief ein und wieder aus.
- Zählen Sie beim Einatmen bis vier, halten Sie den Atem einen Moment an und zählen Sie beim Ausatmen nochmals bis vier.
- Wiederholen Sie diesen Vorgang mehrmals.
- Sobald Gedanken aufkommen, lassen Sie diese einfach an sich vorbeiziehen. Lassen Sie Ihre Gedanken kommen und gehen, ohne sich von ihnen mitreißen zu lassen, und gehen Sie mit Ihrer Aufmerksamkeit immer wieder zurück zu Ihrem Atem.

## Übung 3: Positive Affirmationen

Sie haben in diesem Buch schon viel über selbsterfüllende Prophezeiungen gehört – leider häufig in negativem Kontext. Tatsächlich funktionieren selbsterfüllende Prophezeiungen aber auch ganz einfach andersherum. Wer an Positives glaubt, verändert damit das eigene Denken und „beschwört" positive Dinge in sein Leben.

Machen Sie sich also eine Liste mit positiven Affirmationen, die zu Ihren persönlichen Werten und Zielen passen.

**Beispiel:**
- „Ich bin gut so, wie ich bin."
- „Ich vertraue mir."
- „Meine Gefühle sind berechtigt."

Wiederholen Sie diese Affirmationen regelmäßig, um positive Denkmuster zu fördern. Ganz besonders in Momenten, in denen negative Gedanken oder Ängste auftauchen, sollten Sie eine passende Affirmation wiederholen. Schon bald werden Sie beobachten, wie sich Ihre gesamte Einstellung verändert.

**Tipp:**
Schreiben Sie Ihre Affirmationen auf kleine Zettel und kleben Sie diese in Ihrer Wohnung auf, so haben Sie jederzeit einen Blick darauf.

## Übung 4: Visualisierungstechniken

Besonders in Situationen, in denen es Ihnen nicht gut geht und Sie von negativen Gefühlen, wie zum Beispiel Angst, übermannt werden, kann es helfen, die Kraft der Vorstellung zu nutzen. Indem Sie positive Szenarien visualisieren, erzeugen Sie bewusst positive Emotionen.

**So gehen Sie vor:**
Setzen Sie sich für diese Übung also an einen ruhigen Ort, schließen Sie Ihre Augen und visualisieren Sie vor Ihrem geistigen Auge eine Situation, die positive Emotionen hervorruft. Achten Sie dabei ganz besonders auf die Details und die positiven Gefühle, die damit einhergehen.

**Visualisierungsmeditation für zwischendurch:**
Schließen Sie Ihre Augen und atmen Sie tief ein und aus. Konzentrieren Sie sich für zwei Minuten voll und ganz auf Ihre Atmung und spüren Sie, wie Sie immer mehr zur Ruhe kommen. Stellen Sie sich nun vor, wie Sie an einem ruhigen und friedlichen Ort sind. Schauen Sie sich vor Ihrem geistigen Auge um. Sie sind an einem Strand gelandet. Unter Ihnen befindet sich warmer, weicher Sand. Spüren Sie, wie er sich auf Ihrer Haut an-fühlt. Sie hören das Rauschen des Meeres – gleichmäßig und beruhigend, so wie Ihr Atem. Sie riechen das salzige Meerwasser und die frische Luft. Nehmen Sie sich Zeit, um den Ort vollständig zu visualisieren und mit all Ihren Sinnen aufzunehmen. Saugen Sie die Ruhe und Gelassenheit, die von diesem Ort ausgehen, in sich auf. Mit den sanften Wellenbewegungen atmen Sie ein und aus, bis Sie eine vollständige Entspannung erreicht haben. Wenn Sie bereit dazu sind, können Sie langsam zurückkehren und die Augen öffnen.

All diese Übungen lassen sich unkompliziert in Ihren Alltag integrieren. Wichtig ist, dass Sie regelmäßig darüber reflektieren, wie sich Ihre Gedanken durch die Übungen verändern und auch welche Auswirkungen die Übungen auf Ihre Ängste haben. Indem Sie die Fortschritte feststellen und würdigen, können Sie auch erkennen, welche Herausforderungen noch bestehen.

**Übung 5: Dankbarkeit**

Um positive Gedanken sowie ein positives Mindset zu schaffen, ist Dankbarkeit ein wesentlicher Faktor. Es gibt so viele Dinge, für die wir dankbar sein können. Leider gehen diese im Alltag oft unter. Viel zu oft liegt der Fokus stattdessen auf den negativen Dingen. Fangen Sie daher an, mehr Dankbarkeit in Ihren Alltag zu integrieren. Das ist ganz einfach: Jeden Abend vor dem Schlafengehen denken Sie ganz bewusst an drei Dinge, für die Sie heute dankbar sind. Das kann das schöne Wetter sein, ein liebes Kompliment einer Arbeitskollegin oder einfach nur die Tatsache, dass Sie heute Morgen gesund aufgewacht sind. Formulieren Sie Ihre Gedanken folgendermaßen: „Heute bin ich dankbar für ..." Die Herausforderung ist, auch an weniger erfolgreichen Tagen Dinge zu finden, für die Sie dankbar sind. Und eines ist sicher: Es gibt immer etwas, wofür wir dankbar sein können.

Ganz ohne Grübeln geht's nicht? Dann räumen Sie sich ganz bewusst Zeitfenster dafür ein. Legen Sie einen festen Zeitrahmen von beispielsweise einer halben Stunde fest, in dem Sie aktiv über Ihre Sorgen nachdenken. Stellen Sie sich jedoch unbedingt einen Timer oder Wecker, der Sie über den Ablauf des Zeitfensters informiert. Grenzen Sie Ihre Sorgenzeit ganz bewusst vom Alltag ab. Nach der halben Stunde ist es wieder an der Zeit, sich vom Grübeln zu verabschieden. Durch diese festgelegten Zeiträume geben Sie sich selbst das Gefühl, dass Sie nichts verdrängen. Gleichzeitig kann das Grübeln so aber auch keine übermächtigen Ausmaße annehmen.

Die meisten Sorgen, die Gedankenkreisen und Grübeln auslösen, sind in der Realität eher unwahrscheinlich und unbegründet. Durch das Gedankenkreisen verschlimmern sich Sorgen und Ängste häufig jedoch so sehr, dass Sie plötzlich sehr real und bedrohlich erscheinen. Hinterfragen Sie Ihre Ängste und Sorgen also unbedingt ganz bewusst: Wie wahrscheinlich ist es, dass Ihre Ängste tatsächlich eintreten? Basieren Ihre Sorgen auf echten Ereignissen? Sie werden schnell feststellen: Das Eintreten der befürchteten Ereignisse ist sehr unwahrscheinlich und die Sorgen stehen dazu in keinem angemessenen Verhältnis. Diese Erkenntnis kann bei der Bewältigung von Ängsten sehr hilfreich sein.

Sobald Sie merken, dass Sie sich in einer Gedankenspirale befinden, aus der Sie sich nur schwer befreien können, sollten Sie aktiv auf Bewältigungsstrategien zurückgreifen.

## Atemübungen

Eine beliebte und sehr hilfreiche Möglichkeit hierfür sind Atemübungen. Indem Sie Ihren Fokus ganz bewusst auf den eigenen Atem richten, lenken Sie sich aktiv von Ihren negativen Gedanken ab und schaffen es, dem Grübeln ein Ende zu setzen. Atmen Sie hierfür tief durch die Nase ein und lange und kräftig durch den Mund wieder aus. Ihre Gedanken kommen langsam zur Ruhe. Ihre ganze Wahrnehmung richtet sich auf die Atmung. Lassen Sie aufkommende Gedanken einfach an sich vorbeiziehen. Alternativ können Sie Ihre aufkommenden Gedanken auch wortwörtlich mit jedem Ausatmen „wegpusten".

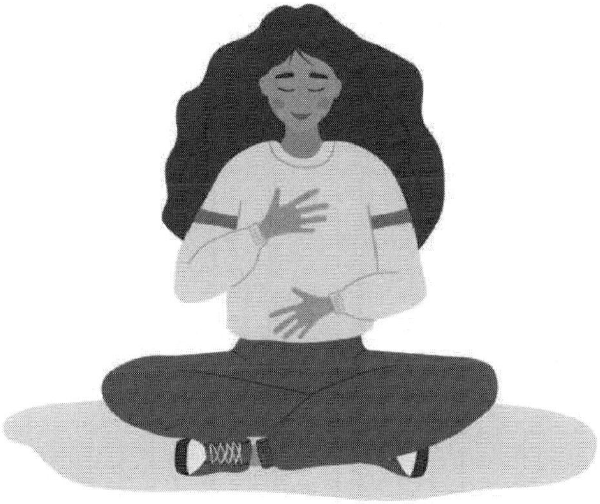

### Progressive Muskelentspannung (PME)

PME beinhaltet das Anspannen und Entspannen verschiedener Muskelgruppen, um körperliche Entspannung zu fördern. Durch regelmäßiges Üben können Sie lernen, Anspannung und Entspannung bewusst wahrzunehmen und effektiv mit Angst umzugehen. Nehmen Sie eine entspannte Haltung ein und schließen Sie Ihre Augen.

### Kognitive Umstrukturierung

Identifizieren Sie negative Gedanken und Überzeugungen, die zu Angst führen, und fordern Sie sie aktiv heraus. Stellen Sie sich Fragen wie „Ist diese Angst rational?" und „Was ist die wahrscheinlichste positive Alternative?". Dies kann helfen, irrationale Ängste zu überwinden und realistischere Perspektiven zu entwickeln.

### Körperliche Bewegung

Regelmäßige körperliche Aktivität kann dazu beitragen, Stress abzubauen, die Stimmung zu verbessern und die körperliche Gesundheit zu fördern. Finden Sie eine Bewegungsform, die Ihnen Spaß macht, und machen Sie sie zu einem festen Bestandteil Ihres Lebensstils.

## Krankheitsängste

Typisch für die generalisierte Angststörung sind zudem Krankheitsängste, die sich jedoch signifikant von der hypochondrischen Störung oder der Illness Anxiety Disorder (Krankheitsangststörung) unterscheiden. Tatsächlich konzentrieren sich die Krankheitsängste bei der generalisierten Angststörung nicht in erster Linie auf die Symptome, sondern vielmehr auf die allgemeine – meist abstrakte – Angst, schwer zu erkranken.

**Gut zu wissen:**

- **Hypochondrische Störung:** Menschen mit einer hypochondrischen Störung haben die anhaltende Überzeugung, dass sie an einer schweren Krankheit leiden, obwohl medizinische Untersuchungen keine Hinweise auf eine Krankheit liefern. Sie sind übermäßig besorgt über normale Körperempfindungen und interpretieren sie als Anzeichen einer schweren Krankheit. Diese Überzeugung besteht trotz ärztlicher Beruhigung und kann zu erheblichem Leid führen.
- **Illness Anxiety Disorder (IAD):** Die IAD ist ähnlich wie die hypochondrische Störung, aber die Sorgen und Ängste beziehen sich mehr auf die Möglichkeit, eine Krankheit zu haben, als auf die Überzeugung, bereits krank zu sein. Menschen mit IAD sind stark besorgt über mögliche Gesundheitsprobleme und suchen oft wiederholt ärztliche Untersuchungen oder Tests, um ihre Ängste zu lindern. Die Überzeugung, krank zu sein, kann trotz fehlender medizinischer Beweise bestehen bleiben.

Ausgelöst werden diese Krankheitsängste meist durch – wie eben beschrieben – intensives Grübeln und Gedankenkreisen. Dadurch machen sich Betroffene vermehrt Sorgen um ihren gesundheitlichen Zustand. Sie steigern sich in „Worst-Case-Szenarien" hinein und haben durch die Allgegenwärtigkeit dieser Gedanken plötzlich das Gefühl, dass es nicht unwahrscheinlich ist, dass sie selbst an einer schweren Krankheit erkranken.

Doch die Angst vor Krankheiten bezieht sich nicht nur auf körperliche Erkrankungen. Häufig befürchten Betroffene auch, dass sie psychisch erkranken könnten. Sie haben die Vermutung, „verrückt" oder „depressiv" zu werden, und infolgedessen die Sorge, nie wieder ganz gesund zu werden. Diese Ängste sind oft der Ausgangspunkt für noch mehr Sorgen und Grübeleien, die die Ängste weiter befeuern. Auch bei Krankheitsängsten gilt: Versuchen Sie, Ihre Ängste zu rationalisieren! Ist es wirklich wahrscheinlich, dass Sie schwer erkranken? Stehen Ihre starken und permanenten Ängste in einem angemessenen Verhältnis zur Gefahr? Machen Sie sich zudem bewusst, dass Sie eine Krankheit nicht durch Ängste oder Grübeleien abwehren können. Ganz im Gegenteil: Sie lassen dadurch zu, dass Sie trotz körperlicher Gesundheit kein normales Leben führen können und Ihre Ängste Ihr komplettes Leben bestimmen. Außerdem kann es bei anhaltenden Krankheitsängsten hilfreich sein, aktiv die körperliche und geistige Gesundheit zu unterstützen. Dies gelingt durch eine ausgewogene und nährstoffreiche Ernährung sowie durch ausreichend Bewegung und einen allgemein gesunden Lebensstil, bei dem Sie weitestgehend auf Alkohol oder Rauchen verzichten sollten.

## Der „Anti-Angst-Smoothie"

Dieser Smoothie liefert Nährstoffe, die dazu beitragen können, die Stimmung zu stabilisieren, Stress zu reduzieren und Angstsymptome zu lindern. Es ist jedoch wichtig, zu beachten, dass ein Smoothie allein keine vollständige Behandlung für Angststörungen darstellt und dass eine ganzheitliche Herangehensweise, einschließlich gesunder Ernährung, Bewegung und professioneller Unterstützung, empfohlen wird.

**Zutaten:**

- 1 reife Banane
- 200 g frische Beeren
- 100 g griechischer Joghurt
- 1 Handvoll Spinat oder Grünkohl
- 1 Esslöffel Haferflocken
- 1 Teelöffel Chiasamen oder Leinsamen

**Zubereitung:**

- Geben Sie alle Zutaten in einen Mixer.
- Mixen Sie alles zusammen, bis eine cremige Konsistenz entsteht.
- Bei Bedarf können Sie je nach Geschmack etwas Wasser oder Mandelmilch hinzufügen, um die gewünschte Konsistenz zu erreichen.

### Warum diese Zutaten gut gegen Ängste sind:

- **Banane:** enthält Tryptophan, das die Produktion von Serotonin im Gehirn fördert, was die Stimmung verbessert und beruhigend wirkt.
- **Beeren:** sind reich an Antioxidantien, die Entzündungen reduzieren und die Gehirnfunktion unterstützen. Ein gesundes Gehirn kann besser mit Stress umgehen.
- **Griechischer Joghurt:** enthält probiotische Bakterien, die die Darmgesundheit fördern. Eine gesunde Darmflora kann die Produktion von Neurotransmittern wie Serotonin beeinflussen und die Stimmung stabilisieren.
- **Spinat oder Grünkohl:** ist reich an Magnesium, das Stress reduziert und die Entspannung fördert, indem es die Funktion des Nervensystems unterstützt.

• **Haferflocken:** enthalten komplexe Kohlenhydrate, die den Blutzuckerspiegel stabilisieren und eine konstante Energieversorgung des Gehirns gewährleisten.

• **Chiasamen oder Leinsamen:** sind reich an Omega-3-Fettsäuren, die die Gehirnfunktion unterstützen und Entzündungen reduzieren können, was sich positiv auf die Stimmung auswirkt.

## Vermeidungsverhalten / Sicherheitsverhalten

Auch das Aufbauen eines Vermeidungs- bzw. Sicherheitsverhaltens ist absolut typisch für Betroffene einer generalisierten Angststörung. Sie entwickeln häufig ganz eigene Strategien, um mit Ängsten umzugehen. Typisch ist zum Beispiel das Meiden angstauslösender Situationen.

**Beispiel:**
Jemand, der sich vor größeren Menschenansammlungen fürchtet, möchte seiner Angst aus dem Weg gehen und vermeidet daher öffentliche Plätze. Dadurch entsteht bei dieser Person jedoch eine noch viel größere Angst. Denn: Ängste verschwinden durch Vermeidungs- und Sicherheitsverhalten nicht einfach. Ganz im Gegenteil: Durch das Vermeidungsverhalten wird die Angst leider zusätzlich verstärkt, da durch das Ausweichen vor der angstauslösenden Situation die negative Assoziation mit dieser intakt bleibt.

Die Möglichkeit, stattdessen negative Erfahrungen zu sammeln, die die vorhandenen Ängste mindern könnten, ist damit ausgeschlossen. Dieses Verhalten führt leider zu einer Angst-Spirale, in der die Ängste immer präsenter und das Vermeidungsverhalten immer stärker wird.

# Nichts ist, wie es scheint: Symptome auf Körperebene

Die körperlichen Symptome von Angst – sei es beispielsweise Herzrasen oder Atemnot – können einen Menschen durchaus in Panik und Schrecken versetzen und mit voller Wucht in den Teufelskreis der Angst katapultieren. Der Hauptgrund hierfür liegt in dem Unverständnis der Betroffenen für die Symptome. Sie suchen verzweifelt nach einer Erklärung für ihre Körperreaktion und finden diese meist in schrecklichen Diagnosen. Während einer Panikattacke denken zum Beispiel viele Menschen tatsächlich, dass sie gerade einen Herzstillstand erleiden oder sogar sterben. In Wahrheit spielt uns unser Körper hier gewissermaßen jedoch einen Streich. Die erlebte Angst fühlt sich für die Betroffenen zwar real an, sie ist jedoch nicht wirklich auf eine körperliche Gefahr zurückzuführen. Im Folgenden erfahren Sie, was bei Angst im Körper passiert und wie sie, biologisch gesehen, entsteht. Dieses Wissen wird Ihnen dabei helfen, körperliche Symptome in Zukunft besser zu verstehen und einzuordnen.

## Wie entsteht Angst im Körper?

Die vier Ebenen der Angst kennen Sie bereits. Diese werden nun mit den biologischen Gegebenheiten in unserem Körper verknüpft, um ein tiefergehendes Verständnis für das Entstehen von Angst auf körperlicher Ebene zu erlangen. Ausgangspunkt ist meist folgender: Unser Körper nimmt einen bestimmten Reiz wahr. Er fühlt, hört, sieht oder schmeckt etwas. Diese Wahrnehmung wird an unser Gehirn weitergeleitet. Dort ist die Großhirnrinde für die Interpretation des Reizes verantwortlich. Hierfür zieht sie Erfahrungen aus der Vergangenheit zu Hilfe.

Im Falle der Angst interpretiert das Gehirn den Reiz als etwas (Lebens-) Gefährliches. Diese Information wird ins limbische System weitergeleitet, welches für unsere Gefühle verantwortlich ist. Der sogenannte Mandelkern, der Teil des limbischen Systems ist, beauftragt nun den Hypothalamus, eine entsprechende körperliche Reaktion zu veranlassen. Über die Nervenbahnen werden nun Botenstoffe, wie zum Beispiel Adrenalin, Kortisol oder Noradrenalin, ausgeschüttet.

In seltenen Fällen – nämlich dann, wenn wir uns blitzschnell verhalten müssen – reagiert der Mandelkern sogar ohne eine vorangegangene Verarbeitung des Reizes durch die Großhirnrinde. Das kann zum Beispiel der Fall sein, wenn wir durch ein plötzliches, lautes Geräusch zusammenzucken. Unser Körper wird dann innerhalb von Millisekunden auf Flucht beziehungsweise Kampf oder Verharren vorbereitet. Diese automatische

Reaktion gibt es schon seit Urzeiten – und das ist auch gut so. Unseren Vorfahren hat dies regelmäßig das Leben gerettet, wenn plötzliche Gefahr lauerte.

Das Problem mit der Angst liegt nun aber in folgender Gegebenheit: Das Gefühl der Angst stellt sich in unserem Körper unabhängig davon ein, ob es sich um eine reale Gefahr handelt oder ob sich eine Gefahr nur eingebildet oder selbst eingeredet wird. Meldet unser Körper Gefahr, reagiert der Organismus, um zu überleben. Diesem Mechanismus muss – wie gesagt – keine reale Bedrohung zugrunde liegen. Bei Gefahrenmeldung wird dann das sympathische Nervensystem aktiviert. Dies wiederum hat folgende körperliche Reaktionen zur Folge:

- erhöhter Herzschlag und Erweiterung der Herzkranzgefäße
- Anstieg des Blutdrucks
- Verengung der Blutgefäße der inneren Organe und der inneren Haut
- Stärkere Durchblutung der Skelettmuskeln, wodurch es zur Anspannung der Muskeln kommt, sodass diese bereit zum Kampf oder zur Flucht sind
- Verdickung des Blutes als Vorbereitung auf mögliche Verletzungen
- Erweiterung der Bronchien und schnellere Atmung für eine bessere Versorgung mit Sauerstoff
- Beschleunigung des Stoffwechsels aufgrund eines erhöhten Energieverbrauchs
- Verlust des Appetits und Einstellung der Verdauung
- Anstieg des Blutzuckerspiegels und der Blutfettwerte
- Reduktion des Speichelflusses; der Speichel wird zähflüssig
- schwächere Durchblutung der Genitalien, was zu einem Verlust der sexuellen Lust führt
- Vergrößerung der Pupillen, um das Sichtfeld zu erweitern und so die Gefahr besser zu erkennen
- Einstellung von Harn- und Stuhldrang
- Anzapfen der körpereigenen Energiereserven (Fette und Zucker), um im Falle einer Verteidigung genügend Energie zur Verfügung zu haben
- Anstieg der Körpertemperatur
- Bildung von kaltem Schweiß
- hellwacher Zustand und erhöhte Aufmerksamkeit (auf die lauernde Gefahr)
- Nervosität, Unruhe und Erregtheit

In den meisten Fällen gewöhnt sich der Mensch nach wenigen Minuten an die Situation, das heißt: Der Körper kehrt langsam wieder in den Normalzustand zurück. Verantwortlich ist hierfür das parasympathische Nervensystem, das den Körper wieder herunterfährt. Dennoch bleibt der Körper auch nach dem Angstzustand noch für eine längere Zeit in Alarmbereitschaft – so lange, bis das Adrenalin und das Noradrenalin vollständig abgebaut sind.

Das parasympathische Nervensystem veranlasst im Körper nun folgende Prozesse:

- Verlangsamung des Herzschlags und Verengung der Herzkranzgefäße
- Verlangsamung des Blutdrucks
- Erweiterung der Blutgefäße der Haut und der inneren Organe
- Entspannung der Skelettmuskulatur
- Verdünnung des Blutes
- Verengung der Bronchien und Verlangsamung der Atmung
- Ankurblung der Verdauung
- Aktivierung der Insulinproduktion
- Speichelfluss kommt in Gang, Speichel wird wieder dünnflüssiger
- Rückkehr des sexuellen Verlangens durch stärkere Durchblutung der Genitalien
- Verengung der Pupillen; möglicherweise Austritt von Tränen
- Blasen- und Darmentleerung
- kein weiteres Anzapfen der Energiereserven (Fette und Zucker)
- Abnehmen der Körpertemperatur im Inneren, gleichzeitig Erwärmung der Temperatur der Haut, wodurch es zur Bildung von Schweiß kommt

Wichtig zu wissen: Bei Panikattacken kann es sowohl zur Aktivierung des sympathischen als auch zur Aktivierung des parasympathischen Systems kommen. Um während und nach einer Panikattacke wieder zur Ruhe zu kommen, ist es essentiell, das parasympathische System zu aktivieren. Dadurch wird der Körper wieder in den entspannten Normalzustand versetzt. Wie Sie diesen Prozess unterstützen können, erfahren Sie jetzt:

## Tipps für das parasympathische Nervensystem

- Durch tiefes und langsames Atmen wird das parasympathische Nervensystem aktiviert. Atmen Sie bewusst und entspannen Sie Ihren Körper dabei. Da vor allem die Ausatmung den Parasympathikus aktiviert, versuchen Sie, diese zu verlängern. Atmen Sie beispielsweise 4 Sekunden ein und 6 Sekunden aus. Legen Sie hierfür gerne eine Hand auf den Bauch, um die Ein-

und Ausatmung bewusst zu spüren.

- Tatsächlich haben die Natur sowie grüne Umgebungen eine entspannende Wirkung auf uns und unseren Körper. Verbringen Sie zur Aktivierung des parasympathischen Systems also ausreichend Zeit an der frischen Luft.

- Erdung, auch bekannt als „Earthing", bezieht sich auf die Praxis, barfuß oder mit bloßen Füßen direkt auf dem Boden zu gehen, insbesondere in der Natur, z. B. auf Gras, Erde oder Sand. Diese Praxis basiert auf der Idee, dass der direkte Kontakt mit der Erdoberfläche es dem Körper ermöglicht, Elektronen aufzunehmen und überschüssige positive Ladungen abzuleiten. Dies kann dazu beitragen, das elektrische Gleichgewicht im Körper wiederherzustellen und Entzündungen zu reduzieren, indem es eine „Erdung" oder Verbindung mit der natürlichen elektrischen Ladung der Erde ermöglicht. Menschen, die diese Praxis regelmäßig ausüben, berichten oft von einem Gefühl der Ruhe, Entspannung und Erdung sowie von einer Verringerung von Stress und Angstsymptomen.

- Durch Achtsamkeits- und Meditationsübungen werden unser Körper und unser Geist in einen Zustand der Ruhe und Entspannung versetzt. Während des Meditierens zeigt das Gehirn erhöhte Aktivität im präfrontalen Cortex, was zu verbesserter emotionaler Regulation führen kann. Gleichzeitig nimmt die Aktivität im Mandelkern ab, was zu einer Reduzierung von Angst- und Stressreaktionen führen kann. Alpha-Wellen werden vermehrt produziert, was mit einem entspannten Geisteszustand in Verbindung gebracht wird. Das Default Mode Network zeigt veränderte Aktivitätsmuster, was das gedankliche Abschweifen reduzieren und die Konzentration verbessern kann. Zudem zeigt der Insular-Cortex erhöhte Aktivität, was zu verbesserter Körperwahrnehmung und gesteigerter Achtsamkeit führen kann. Passende Übungen finden Sie im weiteren Verlauf des Ratgebers.

- Auch regelmäßige Bewegung kann das parasympathische Nervensystem aktivieren und damit Stress abbauen. Achten Sie darauf, eine Aktivität auszuwählen, die Ihnen Spaß und Freude bereitet, wie zum Beispiel lange Spaziergänge. Aber Vorsicht: Meiden Sie Ausdauersportarten, wie zum Beispiel Joggen, welche den Puls übermäßig erhöhen und damit den Sympathikus aktivieren. Setzen Sie also lieber auf „entspannende" Sport- und Bewegungsarten, wie zum Beispiel Yoga.

- Entscheidend für die Aktivierung des parasympathischen Nervensystems ist auch ausreichend Schlaf. Beachten Sie, dass es sich um qualitativ hochwertigen Schlaf handeln sollte, bei dem Ihr Körper komplett zur Ruhe kommen kann.

## Idee für ein abendliches Ritual zur Entspannung

### Entspannungstee
**Zutaten:**

- 1 Teelöffel getrocknete Kamillenblüten
- 1 Teelöffel getrocknete Lavendelblüten
- 1 Teelöffel getrocknete Pfefferminzblätter
- 1 Teelöffel getrocknete Zitronenmelisse
- 1 Tasse Wasser

**Zubereitung:**

- Das Wasser in einem kleinen Topf zum Kochen bringen.
- Die getrockneten Kräuter in eine Teekanne geben.
- Das kochende Wasser über die Kräuter gießen und den Tee 5 bis 7 Minuten ziehen lassen.
- Den Tee abseihen und in eine Tasse gießen.

**Entspannen und den Tag ausklingen lassen**

- Suchen Sie sich einen gemütlichen Platz, an dem Sie den Tee in Ruhe genießen können.
- Nehmen Sie einen Schluck des heißen Tees und konzentrieren Sie sich dabei auf den Geschmack und das Aroma.
- Lassen Sie jeden Schluck dazu dienen, den Tag langsam loszulassen und sich auf Entspannung und Ruhe einzustellen.
- Atmen Sie tief ein und aus und versuchen Sie, Ihre Gedanken zu beruhigen.
- Genießen Sie den Tee schluckweise, während Sie bewusst den Moment erleben und den Tag sanft ausklingen lassen.

Dieses abendliche Ritual kann dazu beitragen, Stress abzubauen, den Geist zu beruhigen und eine entspannte Atmosphäre zu schaffen, um den Tag friedlich zu beenden. Dieses Kapitel zeigt doch in erster Linie auf, welch wahres Wunder unser Körper ist. Er kann sich blitzschnell an bestimmte Situationen anpassen und damit sogar unser Leben retten. Die Symptome, die der Körper bei drohender Gefahr zeigt, sind nicht zufällig, sondern jedes einzelne Symptom hat einen ganz bestimmten Zweck. Was alle Symptome gemeinsam haben: Sie sind darauf ausgelegt, uns im Ernstfall zu schützen und uns auf eine Flucht oder einen Kampf vorzubereiten. Eigentlich eine tolle Eigenschaft, oder? Wenn Sie das einmal verstanden haben, fällt es Ihnen auch während einer Panikattacke leichter, die Ruhe zu bewahren. Sie verstehen den eigenen Körper besser und wissen, dass all diese Symptome, die der Körper während einer Attacke zeigt, „normale“ Angstsymptome sind.

Wenn wir unserem Gehirn glaubhaft vermitteln, dass eine Gefahr vorliegt, wird unser Körper reagieren – egal, ob die Gefahr real oder nicht real ist.

Die gute Nachricht an dieser Stelle: Dieses Prinzip funktioniert auch andersherum. Das heißt: Es gibt bestimmte Strategien, das Gehirn vom Gegenteil zu überzeugen, also davon, dass KEINE Gefahr vorliegt und sich der Körper dementsprechend entspannen kann. Hierzu erfahren Sie später mehr!

# Vermeidungsverhalten

*„Weiche dem Unheil nicht, noch mutiger geh ihm entgegen.“*
*Vergil*

Es geht häufig mit einer generalisierten Angststörung einher und ist zugleich der „sichere“ Weg zu noch mehr Angst: das Vermeidungsverhalten. Doch was genau kann darunter verstanden werden? Vermeidungsverhalten kann sich auf ganz unterschiedliche Art und Weise äußern. Betrachten Sie hierzu die unten stehenden Beispiele. Es handelt sich dabei um völlig unterschiedliche Situationen, jedoch haben sie alle eine entscheidende Gemeinsamkeit. Können Sie erkennen, welche es ist?

- Die Agenturmitarbeiterin soll im Büro vor versammelter Mannschaft ihre Quartalsergebnisse präsentieren. Aus Angst und Nervosität gibt sie jedoch vor, krank zu sein, und bleibt an diesem Tag zu Hause.
- Ein Student würde gerne im Hörsaal die hübsche Kommilitonin neben ihm ansprechen. Er traut sich allerdings nicht und hat Angst vor einer Abfuhr. Anstatt sie also anzusprechen, blickt er verlegen auf seine Vorlesungsunterlagen.
- Ein Schriftsteller verbringt Tage und Wochen damit, um für sein neuestes Werk zu recherchieren, anstatt endlich anzufangen, sich an den Schreibtisch zu setzen und die ersten Worte aufs Papier zu bringen.
- Der Büromitarbeiter läuft täglich 5 Stockwerke zu Fuß ins Büro und kommt dort schweißgebadet an, weil er Angst davor hat, den Aufzug zu nehmen.
- Die alleinerziehende und völlig überforderte Mutter antwortet auf die Frage „Wie geht es dir?“ nie mit der Wahrheit. Stattdessen lässt sie ihr Gegenüber mit den Worten „Alles bestens“ im Glauben, alles sei in Ordnung.

Konnten Sie die Gemeinsamkeit erkennen? Richtig: All diese Personen zeigen Vermeidungsverhalten. Es äußert sich bei jedem Individuum unterschiedlich und kann in den verschiedensten Situationen auftreten. Häufig ist das Vermeidungsverhalten auf den ersten Blick gar nicht erkennbar – bei genauerem Hinsehen wird allerdings schnell klar: Hier wird einem Problem bzw. einer Angst ganz bewusst aus dem Weg gegangen. Betroffene tun dies, weil sie durch eine Konfrontation mit der Situation negative Erlebnisse befürchten, wie zum Beispiel persönliches Versagen, Bloßstellung oder andere unangenehme Emotionen. Im ersten Moment könnte man nun vielleicht denken: Die Betroffenen gehen ihren Ängsten aus dem Weg, was ist schon dabei? Tatsächlich wirkt sich dieses Vermeidungsverhalten auf lange Sicht gesehen jedoch negativ auf die Ängste aus. Zum einen kommt es dazu, dass sich Ängste durch das Vermeiden verschlimmern. Unser Gehirn sieht die „Gefahr“ durch das Vermeiden als bestätigt an und wird auch in Zukunft ein Vermeiden herbeiführen wollen. Außerdem nehmen wir uns durch das Vermeidungsverhalten selbst die Möglichkeit, bestimmte (positive) Erfahrungen zu machen, die die negativen Assoziationen ersetzen könnten. Auf der anderen Seite beeinflusst das Vermeidungsverhalten unser gesamtes Leben negativ: Wir richten unsere Handlungen aktiv nach der Angst aus, vernachlässigen zum Beispiel zwischenmenschliche Beziehungen, verlieren das Vertrauen in uns selbst und machen uns übermäßigen Stress.

Das für generalisierte Angststörungen typische Vermeidungsverhalten beeinflusst unser komplettes Leben. Hinterfragen Sie doch auch einmal Ihre eigenen Verhaltensweisen. Können Sie auch bei sich selbst Vermeidungsverhalten entdecken? Tatsächlich neigen wir alle – mal mehr, mal weniger – dazu, Vermeidungsstrategien anzuwenden. Dazu gehören auch „harmlose“ Dinge, wie zum Beispiel, einen wichtigen Telefonanruf Tag für Tag nach hinten zu verschieben oder „nur noch eine Folge“ der Lieblingsserie zu schauen, um sich vor dem Haushalt zu drücken. Auch das Verdrängen negativer Gefühle und Emotionen gehört zum Vermeiden. Es gibt bestimmt noch unzählige weitere Alltagsbeispiele. Der Grund hierfür: Verdrängung funktioniert erst einmal sehr gut. Allerdings: Vermeidung funktioniert nur KURZFRISTIG! Auf lange Sicht verschlimmert sie die Ängste, führt zu einer Zunahme der Einschränkungen und geht so auch mit einem Verlust von Lebensqualität einher.

Unser Gehirn speichert die Vermeidungsstrategie umso fester ab, je öfter wir sie einsetzen. In uns festigt sich immer mehr der Glaube, dass die vermiedene Situation bestimmt „ganz furchtbar“ geworden wäre, wären wir dieser nicht aus dem Weg gegangen. Wie die Situation tatsächlich abgelaufen wäre – möglicherweise nur „halb so schlimm“ –, werden wir auf Grund des Vermeidens nie erfahren. Dadurch entsteht ein echter Teufelskreis: Die Angst führt zur Vermeidung, diese wiederum zu einer KURZFRISTIGEN Erleichterung, welche jedoch erneut zu einer noch schlimmeren Angst führt. Aus dem ursprünglichen „Vermeiden, weil ich Angst habe“ wird so eine „Angst, weil ich vermeide“.

## Was können Sie dagegen tun?

Wie können Sie nun also diesen Teufelskreis durchbrechen? Der erste und grundlegendste Schritt hierzu ist die Erkenntnis, dass Vermeiden keine Lösung zur Bewältigung von Ängsten ist, sondern vielmehr ein Teil des Problems. Aus dieser Erkenntnis ergibt sich schließlich ein ganz anderer Lösungsansatz: die bewusste und zielgerichtete Auseinandersetzung mit angstbesetzten Situationen. Ähnlich wie bei der

„Konfrontationstherapie“ geht es hierbei darum, dass negative Konsequenzen, wie beispielsweise Angst oder ein Unwohlsein, in Kauf genommen werden müssen – zugunsten einer langfristigen Besserung.

Wichtig ist hierfür, sich selbst und die eigenen inneren Überzeugungen zu erkennen und schließlich auch loslassen zu können. Typische Überzeugungen sind zum Beispiel:

- „Ich muss mich immer gut fühlen und muss jederzeit locker und entspannt sein.“
- „Ich darf vor schwierigen Situationen keine Angst haben.“

Diese Überzeugungen sollten Sie lieber durch akzeptierende und gleichzeitig aktive Einstellungen ersetzen, wie zum Beispiel: „Ich kämpfe nicht gegen das Gefühl der Angst, sondern für ein selbstbestimmtes und bedeutsames Leben.“

> Anstatt vor der Angst wegzurennen, sollten Sie ihr mutig entgegentreten. Zugegeben: Dieser Schritt erfordert eine ganze Menge Mut. Er wird jedoch auch belohnt: Auf lange Sicht zeigen Sie sich und Ihrem Gehirn, dass es keinen Grund gibt, sich weiter zu fürchten. Außerdem stärken Sie Ihr Selbstbewusstsein und können mächtig stolz darauf sein, über Ihren Schatten gesprungen zu sein. Damit wären wir auch wieder bei dem Zi-tat von Vergil vom Anfang dieses Kapitels: „Weiche dem Unheil nicht, noch mutiger geh ihm entgegen.“

## Denkanstoß

Was Sie nun ganz konkret im ersten Schritt tun können: Hinterfragen Sie Ihre eigenen Verhaltensmuster ganz bewusst. Seien Sie schonungslos ehrlich zu sich selbst und entdecken Sie so Ihre ganz persönlichen Vermeidungsstrategien. Hilfreich können hierfür folgende Fragen sein:

- Welche Situationen vermeide ich selbst ganz bewusst, um dem Gefühl von Unbehagen oder Angst aus dem Weg zu gehen?
- Welchen Preis muss ich dafür zahlen (z. B. Verzicht)?
- Wie würde mein Leben ohne diese Einschränkung bzw. ohne dieses Vermeidungsverhalten aussehen?

# Diagnostik und therapeutische Behandlungsmöglichkeiten

*„Die Angst, sich seinen Ängsten zu stellen,*
*ist schwieriger zu überwinden als die Angst selbst."*
*Anonym*

Sich Hilfe zu suchen, wenn Sie merken, dass Sie etwas alleine nicht schaffen, ist kein Zeichen von Schwäche. Ganz im Gegenteil: Es ist ein Zeichen von Stärke. Es ist mutig und ein Schritt in die richtige Richtung. Zur Behandlung von generalisierten Angststörungen gibt es verschiedene Therapieansätze. Zunächst steht vor jeder Therapie jedoch die Diagnose. Eine richtige und vor allem genaue Diagnose ist die Grundlage für eine erfolgreiche Behandlung. Nur wer weiß, woran er leidet, kann das Übel bei der Wurzel packen. Schließlich soll es bei der Behandlung von Angststörungen nicht nur darum gehen, Symptome zu lindern, sondern vor allem darum, die Ängste und deren Ursachen tatsächlich zu bekämpfen. Dieser Ratgeber kann eine gute Ergänzung zu einer professionellen Therapie gegen Angststörungen sein. Er hilft Ihnen nicht nur dabei, Ängste und Panikattacken besser zu verstehen, sondern Sie finden in diesem Ratgeber auch wertvolle Methoden und Tipps, was Sie aktiv gegen Ihre Panikstörung unternehmen können. Bevor es jedoch um die therapeutischen Verfahren geht, tauchen wir auf den nächsten Seiten tiefer in die Diagnostik ein. Diese erfordert nicht nur ein Verständnis für die diversen Symptome von Angststörungen, sondern vor allem auch eine differenzierte Sichtweise auf ähnliche Erscheinungsbilder von Angst- und Panikstörungen. Die Unterschiede zwischen den verschiedenen Erscheinungsbildern sind oft sehr fein, sodass eine genaue Diagnose nicht immer leicht ist. Die Diagnostik im Bereich der Angst kann also im Hinblick auf die verschiedenen Facetten dieser eine echte Herausforderung sein. Umso wichtiger ist es also, die verschiedenen Ausprägungen so facettenreich wie möglich darzustellen. Generell gilt jedoch vorerst, die „krankhafte" Angst von der „normalen" Angst abzugrenzen – denn auch hier ist die Schwelle oft fein und die Grenzen sind oft nicht klar voneinander zu trennen.

## Normale Angst vs. Angststörung

Sie haben auf den vergangenen Seiten bereits viel über Ängste gelesen und gelernt. Zusammenfassend lässt sich sagen, dass Angst eine grundlegende Emotion ist, die in bestimmten Situationen völlig normal ist. Sie hat evolutionäre Wurzeln und dient dazu, das Individuum auf Bedrohungen vorzubereiten. Die „normale" oder auch „gesunde" Angst tritt jedoch nur dann auf, wenn eine echte Bedrohung vorliegt. Dementsprechend verschwindet die normale Angst auch wieder, sobald die Bedrohung vorbei ist. Sie ist also adaptiv und sichert das Überleben des Individuums.

Die Angststörung hebt sich von der normalen Angst ab, indem sie auch außerhalb von echten und konkreten Bedrohungssituationen auftritt. Während die echte Angst zu funktionalen Lösungsstrategien führen soll, führt eine Angststörung lediglich zu einer Belastung des Individuums. Sie ist keine Hilfe oder Unterstützung für die Betroffenen, sondern vielmehr eine dauerhafte Beeinträchtigung, die kein normales Leben mehr ermöglicht. Da Angststörungen oft „normale" Ängste als Ursprung haben, sind die Grenzen und Übergänge meist fließend. Ein Blick auf die Intensität, Dauer und Funktionalität der erlebten Symptome kann dennoch schnell für Klarheit sorgen.

## Diagnostik einer generalisierten Angststörung

Ihr Arzt bzw. Therapeut wird Sie auf Basis standardisierter psychiatrischer Diagnosekriterien diagnostizieren. Hierfür müssen Sie bestimmte Kriterien erfüllen, die bei einer generalisierten Angststörung typischerweise auftreten. Der Betroffene empfindet so zum Beispiel Angst und Sorge, die

- unverhältnismäßig sind,
- verschiedene Ereignisse und Aktivitäten betreffen,
- mindestens über einen Zeitraum von 6 Monaten mit großer Häufigkeit auftreten.

Zudem muss der Betroffene mindestens drei der unten aufgelisteten Symptome aufweisen:

- Konzentrationsschwierigkeiten,
- Unruhe oder Anspannung,
- permanente Müdigkeit,
- Reizbarkeit,
- Schlafstörungen,
- Muskelverspannungen.

Bevor eine endgültige Diagnose gestellt wird, werden Betroffene auch noch einmal körperlich untersucht, um organische Ursachen für ihre Symptome auszuschließen. Hierfür wird in der Regel eine Blutabnahme durchgeführt, um beispielsweise eine Über- oder Unterfunktion der Schilddrüse ausschließen zu können. Eine Überfunktion der Schilddrüse kann unter anderem zu einer erhöhten Herzfrequenz, Nervosität und Reizbarkeit,

Zittern und Muskelzucken und zu Schlafstörungen führen.

Häufig kommen zudem Interviews, Fragebögen oder auch strukturierte klinische Beurteilungen zum Einsatz. Besonders wichtig ist hierbei der Dialog zwischen Fachleuten und Patienten, da bei einer differenzierten Diagnose auch immer die individuelle Perspektive und die Erfahrung zentrale Rollen spielen.

## Herausforderungen in der Diagnosepraxis

Folgende Faktoren können eine genaue Diagnose in der Praxis häufig erschweren und sollten daher stets Beachtung finden:

- **Überlappende Symptome:** Viele Angststörungen teilen ähnliche Symptome, wie zum Beispiel Herzrasen, Schwindel oder Atemnot. Diese Symptome tauchen sowohl bei Panikstörungen als auch bei anderen Angststörungen auf. Dadurch wird eine genaue Diagnose oft erschwert.
- **Komorbiditäten**: In der Praxis hat sich gezeigt, dass Angststörungen sehr häufig mit anderen psychischen Erkrankungen einhergehen. So leiden beispielsweise viele Betroffene zugleich auch an Depressionen. Diese Komorbiditäten machen es häufig noch schwieriger, eine genaue diagnostische Abgrenzung zu treffen.
- **Variabilität der Symptome:** Jeder Mensch ist anders – und genauso verhält es sich auch mit den Symptomen. Bei jedem Betroffenen sind diese leicht anders ausgeprägt, was eine Diagnose erschweren kann. Außerdem kann es im Laufe der Zeit auch zu einer Veränderung der Symptome kommen. So ist es beispielsweise möglich, dass eine Person mit einer Panikstörung im Laufe der Zeit auch agoraphobische Tendenzen entwickelt.

Sie sehen also: Eine genaue Diagnostik birgt zahlreiche Herausforderungen und erfordert ein gründliches Verständnis der individuellen Lebensumstände sowie der Krankheitsgeschichte und der aktuellen Lebensumstände. Der klinische Blick sollte sich dabei nicht nur auf die auftretenden Symptome richten, sondern ganz besonders auch auf die zugrunde liegenden Ursachen.

Ein erfahrener Fachmann wird also immer das „große Ganze" im Blick haben und neben der Untersuchung von Symptomen auch auf die Lebensumstände der Betroffenen achten.

# Therapie und traditionelle Behandlungsmöglichkeiten

Die Bewältigung einer generalisierten Angststörung erfordert eine individuelle Herangehensweise durch Spezialisten, die auf den jeweiligen Bedürfnissen der betroffenen Person basiert. Besonders wirksam lassen sich Angststörungen mit einer Psychotherapie oder einer Konfrontationstherapie behandeln. Studien zeigen, dass mehr als 80 Prozent der Patienten nach erfolgreicher Behandlung durch eine Psychotherapie oder Konfrontationstherapie weniger Ängste haben und einen Zuwachs an Lebensqualität erleben. Im Folgenden erfahren Sie mehr über diese beiden Ansätze und die damit einhergehenden Chancen und Herausforderungen.

## Definition und Grundprinzipien

Der Begriff der Psychotherapie umfasst verschiedene therapeutische Ansätze und Methoden. Grundsätzlich geht es im Rahmen einer Psychotherapie jedoch immer darum, psychische Störungen zu lindern oder gar zu heilen. Den Betroffenen soll durch eine Therapie bei der Bewältigung emotionaler Herausforderungen geholfen werden. Ganz besonders in Bezug auf Panikstörungen hat sich die Psychotherapie als sehr wirkungsvoll erwiesen.

### Kognitive Verhaltenstherapie (CBT)

Am häufigsten wird im Rahmen einer psychotherapeutischen Behandlung mit der sogenannten kognitiven Verhaltenstherapie gearbeitet – kurz: CBT. Der Fokus dieser Behandlungsmethode liegt auf der Identifizierung dysfunktionaler Denkmuster und Verhaltensweisen, die Panikstörungen auslösen bzw. begünstigen. Ziel ist es, diese Denkmuster anschließend mit Hilfe der Therapie so zu verändern, dass die Symptome der Panikstörung gelindert werden oder sogar komplett verschwinden.

Im Detail sieht der Prozess der CBT bei Angststörungen wie folgt aus:

- **Erkennen von Denkmustern:**

In den ersten Sitzungen mit einem Psychotherapeuten wird es darum gehen, ganz genau herauszufinden, welche automatisierten Gedanken und Überzeugungen während einer Panikattacke beim Betroffenen auftreten. Die Betroffenen sollen sich hierzu kritisch selbst beobachten. Häufig wird auch das Führen eines Gedanken- oder Paniktagebuchs empfohlen.

**Beispiel:**
In seinem Gedankentagebuch hält der Betroffene detailliert fest, welche Gedanken er tagtäglich hat.

- **Hinterfragen von Überzeugungen:**

Im nächsten Schritt geht es darum, die aufgedeckten Denkmuster gemeinsam mit dem Therapeuten kritisch zu hinterfragen. Woher kommen diese Denkmuster? Was ist ihr Ursprung? Gemeinsam mit dem Therapeuten lernen die Betroffenen, alternative Perspektiven einzunehmen und die alten Denkmuster zu hinterfragen. Dadurch überprüfen sie ganz automatisch die Rationalität ihrer Ängste und werden in der Regel feststellen, dass die meisten Ängste irrational sind.

Ein Beispiel für ein falsches Denkmuster bei generalisierter Angststörung könnte sein: „Ich werde nie in der Lage sein, meine Ängste zu bewältigen."

Um dieses Denkmuster kritisch zu hinterfragen, könnte man folgende Fragen stellen:

**Ist diese Aussage wirklich wahr?**

Überprüfen Sie, ob es objektive Beweise dafür gibt, dass Sie nie in der Lage sein werden, Ihre Ängste zu bewältigen. Sind Sie in der Vergangenheit erfolgreich mit Ängsten umgegangen? Gibt es Beispiele für Situationen, in denen Sie sich Ihrer Angst gestellt und sie überwunden haben?

**Welche Beweise unterstützen oder widerlegen diese Aussage?**

Betrachten Sie objektiv die Beweise, die für und gegen die Aussage sprechen. Gibt es Beweise dafür, dass Sie in der Lage sind, Ihre Ängste zu bewältigen, wie zum Beispiel Ratschläge von Freunden oder Familienmitgliedern, die Ihre Fähigkeiten bestätigen?

**Welche Alternativen gibt es?**

Denken Sie über alternative Interpretationen nach. Vielleicht haben Sie zwar Schwierigkeiten, Ihre Ängste zu bewältigen, aber das bedeutet nicht, dass Sie es nie schaffen werden. Betrachten Sie andere Möglichkeiten, wie Sie Ihre Ängste angehen könnten, wie zum Beispiel professionelle Unterstützung durch einen Therapeuten oder die Verwendung von Bewältigungsstrategien.

**Was ist das Schlimmste, was passieren könnte?**

Stellen Sie sich vor, was passieren würde, wenn Ihre Ängste tatsächlich eintreten würden. Könnten Sie damit umgehen? Wahrscheinlich sind die Folgen weniger katastrophal, als Sie befürchten.

**Wie realistisch ist diese Aussage?**

Überlegen Sie, ob die Aussage, dass Sie nie in der Lage sein werden, Ihre Ängste zu bewältigen, wirklich realistisch ist. Wahrscheinlich gibt es viele Menschen, die mit ähnlichen Herausforderungen konfrontiert sind und Wege gefunden haben, damit umzugehen.

Indem Sie dieses Denkmuster kritisch hinterfragen und alternative Perspektiven in Betracht ziehen, können Sie Ihre Gedanken neu strukturieren und realistischere Überzeugungen entwickeln, die Ihnen helfen können, Ihre Ängste zu bewältigen.

Ein wichtiger Bestandteil der CBT ist die Verhaltensveränderung. Konkret bedeutet das: Die Betroffenen sollen ein alternatives Verhalten erlernen, das nicht zu Vermeidungsverhalten oder weiteren Ängsten führt. Hierfür können beispielsweise bestimmte Situationen aufgesucht werden, die bei den Betroffenen normalerweise Angst auslösen würden. In diesen Situationen sollen sie nun gezielt lernen, adaptive Verhaltensweisen anzuwenden, um Angstreaktionen zu verringern.

Ein ebenso wichtiger Aspekt der CBT ist das Erlernen bzw. die Entwicklung von effektiven Bewältigungsstrategien, die die Betroffenen in konkreten Situationen zur Linderung von Ängsten anwenden können. Das reine Wissen, dass effektive Bewältigungsstrategien zur Verfügung stehen, kann Ängste lindern. Die Betroffenen lernen zum Beispiel bestimmte Entspannungstechniken, Atemübungen oder Stressbewältigungstechniken kennen.

Die Erfolge einer CBT-Behandlung bei generalisierten Angststörungen können sich sehen lassen: Etwa 80 Prozent der Patienten freuen sich nach einer abgeschlossenen CBT über eine starke Reduzierung ihrer Ängste. Sie berichten von einer signifikanten Verbesserung der eigenen Lebensqualität. Durch die Therapie haben sie gelernt, ihre eigenen Ängste besser zu verstehen und wirksamer damit umzugehen.

## Andere psychotherapeutische Ansätze

Die Wirksamkeit von Psychotherapien, die sich mehr mit den möglichen Ursachen der Angst beschäftigen, etwa mit traumatischen Ereignissen in der Kindheit, ist bei Menschen mit generalisierter Angststörung nicht sehr gut erforscht. Die wenigen Studien im Vergleich zu der kognitiven Verhaltenstherapie weisen darauf hin, dass diese „psychodynamischen" Therapien weniger hilfreich sind als eine Verhaltenstherapie. Ein weiterer, denkbarer Ansatz wäre die **Konfrontationstherapie.** Die Konfrontationstherapie ist unter Fachleuten auch unter dem Begriff Expositionstherapie bekannt. Sie zielt darauf ab, Ängste direkt anzugehen. Im Klartext heißt das: Betroffene sollen mit ihren Ängsten bzw. den angstauslösenden Situationen kontrolliert und schrittweise konfrontiert werden. Dieser Ansatz basiert auf der Annahme, dass die Angstreaktion reduziert wird, indem Betroffene immer wieder den angstauslösenden Reizen gegenübertreten und dadurch die Erfahrung machen, dass die angstauslösenden Reize keine „echte" Bedrohung darstellen.

Ziel der Konfrontationstherapie ist es also, die Betroffenen in Bezug auf die angstauslösenden Reize zu desensibilisieren, sodass sie auf diese nicht mehr sensibel und ängstlich reagieren. Im Zuge dessen spricht man auch von der sogenannten „Systematischen Desensibilisierung". Wie diese im Detail abläuft, erfahren Sie jetzt.

### Erstellung einer Angsthierarchie

Gemeinsam mit dem Therapeuten erstellt die betroffene Person eine Liste, auf der sie sämtliche Situationen aufzählt, die bei ihr Angst auslösen. Die Situationen werden in einer bestimmten Reihenfolge aufgelistet: von der Situation, die am wenigsten Angst auslöst, bis zu der am meisten angstauslösenden Situation.

### Schrittweise Exposition

Nun wird die betroffene Person der erstellten Liste entsprechend schrittweise und kontrolliert den Situationen ausgesetzt, die bei ihr Angst auslösen. Der Betroffene beginnt bei der Situation, die am wenigsten Angst auslöst. Die Konfrontation kann auf verschiedenen Wegen erfolgen: entweder durch die reine Vorstellung, durch verbale Beschreibung oder durch eine tatsächliche Konfrontation.

### Entspannungsübungen

Während der Konfrontation werden bestimmte Entspannungsübungen, wie beispielsweise spezielle Atemtechniken, angewandt, um die physiologische Reaktion des Betroffenen auf die angstauslösende Situation zu verringern. Weitere hilfreiche Methoden sind außerdem Progressive Muskelentspannung oder Meditationsübungen. Hierzu finden Sie im weiteren Verlauf dieses Ratgebers eine Auswahl an Übungen.

**Fortschreitende Konfrontation**

Wurde eine der angstauslösenden Situationen auf der Liste erfolgreich bewältigt, wird zur nächsthöheren Situation übergegangen. So arbeiten sich die Betroffenen gemeinsam mit dem Therapeuten Schritt für Schritt zu den komplexeren und intensiveren Situationen hoch. Durch die vorangegangenen Erfolgserlebnisse sind die betroffenen Personen dafür jedoch bestens gewappnet. Die systematische Desensibilisierung hat sich als äußerst wirksame Methode erwiesen: Sie kann nachweislich Ängste verringern und die Konfrontation mit angstauslösenden Situationen erleichtern. Die Betroffenen lernen durch den therapeutischen Ansatz, dass die angstauslösende Situation keine unmittelbare Gefahr darstellt.

## Gemeinsame Elemente und Herausforderungen

Zwar handelt es sich bei CBT und der Konfrontationstherapie um zwei unterschiedliche Ansätze, jedoch können diese sehr effektiv kombiniert werden und sich so optimal ergänzen. Während die kognitive Verhaltenstherapie dabei helfen kann, dysfunktionale Denkmuster zu identifizieren und schließlich auch zu verändern, zielt die Konfrontationstherapie auf die direkte Exposition gegenüber den angstauslösenden Situationen ab und ist damit insgesamt handlungsorientierter.

Beide Therapieformen haben in der Praxis gezeigt, dass sie sich langfristig äußerst positiv auf den Gesundheitszustand der Betroffenen auswirken können. Rückfälle können mit Hilfe der erlernten Bewältigungsstrategien und der veränderten Denkmuster verhindert werden. Experten empfehlen jedoch regelmäßige „Auffrischsitzungen", um auch langfristig frei von Angststörungen zu leben.

## Herausforderungen der Therapie

Jede Therapie birgt neben den Aussichten auf Erfolg auch einige Herausforderungen, über die Sie sich bewusst sein sollten.

Die kontinuierliche Teilnahme an einer Therapie sowie die konsequente Anwendung der im Rahmen dessen erlernten Techniken erfordern vonseiten des Patienten ein hohes Engagement. Es kann eine echte Herausforderung sein, die Motivation über einen solch langen Zeitraum aufzubringen. Hilfreich kann es hierbei sein, den eigenen Fortschritt detailliert zu dokumentieren. Dadurch wird sichtbar, wie weit man schon gekommen ist und welche Fortschritte bereits gemacht wurden. Die Motivation kann dadurch auch nach kleinen Rückschritten aufrechterhalten bleiben.

Häufig gehen Panikstörungen mit anderen psychischen Erkrankungen einher – zum Beispiel Depressionen. Solche Fälle erfordern komplexere

Behandlungen, was eine zusätzliche Herausforderung bedeutet. Mehr dazu im weiteren Verlauf des Ratgebers.

Nicht zu vergessen ist der Fakt, dass jeder Mensch und jede Angststörung einzigartig sind. Das heißt: Was für die eine Person funktioniert, kann für eine andere Person auch der falsche Ansatz sein. Bei einer Therapie geht es also auch immer darum, sich an die individuellen Bedürfnisse jeder Person anzupassen und so den optimalen Therapieansatz zu finden. Mehr dazu finden Sie im Folgenden.

## Notwendigkeit von Individualisierung und integrativen Ansätzen

Angststörungen können sowohl in ihrer Erscheinungsform als auch in ihrer Ursache stark variieren. Aus diesem Grund ist es wichtig, dass die Therapieansätze individualisiert werden. Im Rahmen eines verständnisvollen und unterstützenden therapeutischen Umfelds wird Raum für die Anpassung von Strategien und Methoden geschaffen, sodass spezifische Bedürfnisse der Betroffenen berücksichtigt werden können.

### Integrative Ansätze

Als besonders wirkungsvoll haben sich integrative Ansätze erwiesen. Hierbei werden je nach Bedarf verschiedene Therapiemethoden miteinander kombiniert. So kann beispielsweise eine Kombination aus kognitiver Verhaltenstherapie, Entspannungstechniken und Konfrontationstherapie sehr wirkungsvoll sein. Wie stark die jeweiligen Einflüsse den Therapieansatz prägen und wie die umfassende und individuell angepasste Herangehensweise im Detail aussieht, entscheiden die Bedürfnisse des Individuums.

## Die Rolle des Umfelds: Unterstützung und Verständnis

### Inklusion der Angehörigen

Nicht zu unterschätzen ist bei der Behandlung einer generalisierten Angststörung der Einfluss des Umfelds sowie der Angehörigen. Es kann sich als großer Vorteil erweisen, die Angehörigen in die Therapie einzubeziehen. Die Unterstützung von Familie und Freunden kann auf die betroffene Person und den Behandlungserfolg einen sehr positiven Einfluss haben. Indem Angehörige mehr über die Krankheit lernen und anfangen, Angststörungen besser zu verstehen, können sie dazu beitragen, für die betroffene Person ein unterstützendes Umfeld zu schaffen.

### Gemeinschaft und Peer-Support

Bewährt hat sich außerdem die Teilnahme an Selbsthilfegruppen bzw. der Austausch mit Menschen, die ähnliche Erfahrungen wie die Betroffenen selbst gemacht haben. Diese Form der Hilfe ersetzt jedoch keine Therapie – vielmehr sollte sie als eine zusätzliche Form der Unterstützung betrachtet werden. Der sogenannte Peer-Support macht es den Betroffenen möglich, sich gegenseitig zu ermutigen und zu motivieren. Außerdem können sie Erfahrungen miteinander teilen und haben so das Gefühl, nicht alleine zu sein. Dies hat auf Betroffene meist eine sehr stärkende Wirkung.

Die Therapie von generalisierten Angststörungen ist eine Reise, die viel Zeit, Energie, Engagement und individuelle Anpassung erfordert. Die Grundlage für eine erfolgreiche Behandlung bildet die gesamtheitliche Betrachtung der Lebensumstände, der individuellen Bedürfnisse und des Krankheitsbildes der betroffenen Personen. Auch die Fähigkeit zur Selbstreflexion sowie die Schaffung eines unterstützenden Umfeldes können den Erfolg einer Behandlung maßgeblich beeinflussen. Letztendlich geht es bei der Therapie von Angst-störungen – unabhängig der angewandten Methode – vor allem darum, den Betroffenen zu vermitteln, dass sie nicht nur Heilung finden, sondern auch selbst zum Manager ihrer mentalen Gesundheit werden können.

# Achtung: Häufige Begleiterkrankungen

Neben den Angststörungen im engeren Sinne können auch verschiedene andere psychische Erkrankungen mit Ängsten oder Angstsymptomen einhergehen. Die wichtigsten psychischen Differenzialdiagnosen werden im Folgenden aufgeführt:

## Affektive Störungen

Zu den affektiven Störungen zählen vor allem depressive Störungen sowie dysthyme und bipolare Störungen. Depressive Störungen zeichnen sich durch ein Gefühl der inneren Leere, Hoffnungslosigkeit und Ängstlichkeit aus. An einer weniger schweren, dafür aber chronischen Form von Depressionen leiden Menschen mit dysthymen Störungen. Bei bipolaren Störungen kommt es sowohl zu depressiven als auch zu manischen oder gar hypomanischen Episoden, die ebenso von starken Ängsten begleitet werden. Der Begriff „manisch" bezieht sich auf einen Zustand extremer Stimmungshochs, Euphorie oder übermäßiger Energie, der charakteristisch für die manische Phase einer bipolaren Störung ist. Menschen, die manische Episoden erleben, können ein gesteigertes Selbstwertgefühl, impulsives Verhalten, übermäßiges Reden, geringe Schlafbedürfnisse und eine gesteigerte Aktivität aufweisen. Manie ist oft mit einem erhöhten Risiko für riskantes Verhalten verbunden und kann zu erheblichen Beeinträchtigungen im täglichen Leben führen.

### Zwangsspektrumsstörungen

Auch Zwangsspektrumsstörungen werden im Hintergrund häufig von starken Ängsten begleitet. Sie manifestieren sich in zwanghaften Gedanken und teilweise auch Handlungen, die mit starken Ängsten einhergehen. Auch sogenannte Verhaltensängste, wie beispielsweise zwanghaftes Einkaufen oder Spielen, basieren häufig auf starken Ängsten. Zu diesem Spektrum zählt auch die hypochondrische Störung, die sich durch eine übermäßige Gesundheitsangst kennzeichnet. Betroffene leiden an starken Ängsten vor schwerwiegenden Krankheiten, obwohl es keine tatsächlichen Anzeichen hierfür gibt.

### Psychotische Störungen

Ängste können ebenso im Rahmen psychotischer Störungen auftreten. Meist sind diese dann mit sehr bizarren Inhalten verbunden. So leiden zum Beispiel Betroffene einer Schizophrenie unter Wahnvorstellungen und

Halluzinationen. Dabei erleiden die Menschen intensive Ängste bis hin zur Panik.

### Suchterkrankungen

Was häufig unterschätzt wird: Auch Suchterkrankungen, wie zum Beispiel eine Alkoholabhängigkeit, Medikamentenmissbrauch oder übermäßiger Koffeinkonsum, werden häufig von Ängsten begleitet. Sie treten meist als Folge von Suchterkrankungen oder durch einen Entzug verstärkt auf. Wer seine Suchtproblematik in den Griff bekommen möchte, muss sich daher zwangsläufig auch mit den eigenen Ängsten auseinandersetzen und die auftretenden Angstsymptome behandeln.

Die gleichzeitige Präsenz von Ängsten und anderen psychischen Erkrankungen stellt für die Diagnose und Behandlung eine große Herausforderung dar. Daher ist es wichtig, dass eine sorgfältige und individualisierte differenzialdiagnostische Abklärung erfolgt, um für jeden einzelnen Fall eine angemessene Behandlung zu gewährleisten.

## WAS WIR SELBST TUN KÖNNEN

Die eben vorgestellten therapeutischen Ansätze bieten einen soliden Rahmen für die Bewältigung von Angststörungen – jedoch erfordert der Weg zur kompletten Heilung etwas mehr als nur Sitzungen im Therapieraum. Die aktive Beteiligung der betroffenen Personen ist für deren Genesung entscheidend. Für Betroffene ist das übrigens eine sehr gute Nachricht: Es bedeutet auch, dass Sie keinesfalls tatenlos „zuschauen" müssen. Sie selbst können aktiv zur Heilung Ihrer Störung beitragen. Was das genau bedeutet und welche Maßnahmen konkret getroffen werden können, um die Lebensqualität zu verbessern und sich wirksam gegen Panikattacken zu wappnen, erfahren Sie in diesem Kapitel.

### Akzeptanz als erster Schritt

Wie heißt es so schön? Einsicht ist der erste Weg zur Besserung. Im übertragenen Sinne gilt dies auch im Hinblick auf die generalisierte Angststörung. Nur wer weiß, dass er Hilfe braucht, kann sich auch die Hilfe holen, die er benötigt und verdient. Der Weg zur Selbsthilfe beginnt also ganz klar bei der Akzeptanz der eigenen Situation. Grundlegend ist zudem die Erkenntnis, dass Angststörungen behandelbar sind und niemand sich seinem Schicksal geschlagen geben muss. Ganz im Gegenteil: Wer die eigenen Ressourcen aktiv nutzt, kann sogar selbst zur Verbesserung der eigenen Situation beitragen. Akzeptanz bedeutet also nicht Resignation, sondern vielmehr die Bereitschaft, die Kontrolle über das eigene Leben zurückzugewinnen. Akzeptanz bedeutet übrigens nicht nur, bestimmte

Gegebenheiten hinnehmen zu müssen – Akzeptanz kann auch bedeuten, bestimmte Situationen loszulassen. Um Akzeptanz zu erlangen, müssen Sie unter Umständen auch bereit sein, bestimmte festgefahrene Vorstellungen loszulassen. Hinterfragen Sie hierfür auch einmal Ihre eigenen Erwartungen an sich selbst. Diese stecken wir unterbewusst zum Teil viel zu hoch. Dabei ist es gerade in Bezug auf Zweifel und Ängste wichtig, nicht zu streng mit sich selbst zu sein und bestimmte (unrealistische) Vorstellungen loslassen zu können. Sie müssen im Leben nicht 100 Dinge gleichzeitig machen oder in jedem Gebiet der oder die Beste sein. Fehler sind erlaubt und absolut menschlich. Lassen Sie unrealistische Erwartungen an Sie und Ihre Umwelt los und akzeptieren Sie sich selbst so, wie Sie sind – denn genau so sind Sie gut.

Auf dem Weg zur Akzeptanz kann auch eine sogenannte Akzeptanz-Meditation helfen.:

## Bildung und Selbstverständnis

Wissen ist bekanntlich Macht – das gilt auch in Bezug auf Angststörungen. Wer die Mechanismen hinter einer Angststörung begreift, versteht gleichzeitig auch sich selbst und die eigenen Symptome besser. Schaffen Sie also durch die Beschäftigung mit entsprechender Literatur ein Bewusstsein für die Störung und lernen Sie, die eigenen Symptome besser zu interpretieren. Mit Hilfe dieser Lektüre sind Sie bereits auf dem besten Weg, Ihre Symptome besser zu verstehen, und lernen gleichzeitig vielseitige Behandlungsmöglichkeiten und Tipps für Selbsthilfe kennen.

## Integration von Therapieerkenntnissen

Eine Therapie bleibt trotz hoher Eigeninitiative natürlich dennoch unersetzlich. Ausschlaggebend für den Erfolg der Therapie ist dennoch, inwiefern betroffene Personen es schaffen, die während der Therapiesitzung erworbenen Erkenntnisse und Techniken in den Alltag zu integrieren und entsprechend anzuwenden. Zu den Werkzeugen, die im Rahmen einer Therapie erlernt werden, zählen unter anderem die bewusste Anwendung von Atemtechniken, Entspannungsübungen oder kognitive Umstrukturierungen. Das Führen eines Tagebuchs kann helfen, eigene Fortschritte zu messen und Muster zu erkennen.

### Tipps zur reibungslosen Integration der Therapieansätze im Alltag

- Beginnen Sie mit kleinen und realistischen Zielen, um Therapieansätze schrittweise in Ihren Alltag zu integrieren. Setzen Sie sich zum Beispiel das Ziel, jeden Tag fünf Minuten Achtsamkeitsübungen zu machen oder eine Bewältigungstechnik anzuwenden, wenn Sie sich ängstlich fühlen. Durch die Einführung kleiner Veränderungen wird es leichter, diese neuen Gewohnheiten beizubehalten.

- Integrieren Sie Therapieansätze in Ihre tägliche Routine, indem Sie feste Zeiten dafür einplanen. Machen Sie Achtsamkeitsübungen zum festen Bestandteil Ihres Tagesablaufs, indem Sie sie zum Beispiel jeden Morgen nach dem Aufwachen oder jeden Abend vor dem Schlafengehen durchführen. Durch eine feste Routine wird es einfacher, diese Praktiken zu etablieren und beizubehalten.

- Suchen Sie nach Unterstützung und Accountability-Partnern, um die Integration von Therapieansätzen in Ihren Alltag zu erleichtern. Sprechen Sie mit Ihrem Therapeuten oder einer Vertrauensperson über Ihre Ziele und bitten Sie um Unterstützung dabei, diese umzusetzen. Tauschen Sie sich mit anderen aus, die ähnliche Herausforderungen bewältigen, und motivieren Sie sich gegenseitig, an Ihren Therapiezielen festzuhalten.

## Proaktives Verhalten im Alltag

Betroffene von Angststörungen sollten versuchen, in ihrem Alltag stets proaktiv gegen die Angststörung vorzugehen und sich in keine passive – und damit abhängige – Position zu begeben. Doch was bedeutet ein proaktiver Ansatz? Im Klartext heißt das: Treffen Sie bewusste Entscheidungen und hinterfragen Sie ängstliche Gedanken und Verhaltensweisen aktiv und kritisch. Im Grunde geht es darum, Ängste nicht einfach nur passiv hinzunehmen. Bemerken Sie also angstbesetzte Gedanken oder sogar Handlungen (wie zum Beispiel Vermeidungsverhalten) bei sich selbst, sollten Sie dies niemals einfach hinnehmen, sondern stets kritisch hinterfragen:

- Woher kommt meine Angst?
- Ist die Angst gerechtfertigt und real?
- Ist mein Verhalten gerechtfertigt?

Nur so können Sie Ihre Ängste und Ihr Verhalten letztendlich auch verändern. Ein proaktiver Ansatz bedeutet auch, dass Sie die gezielte Konfrontation mit angstauslösenden Situationen suchen, um Angstreaktionen Schritt für Schritt zu reduzieren. Halten Sie hierzu jedoch auch immer Rücksprache mit Ihrem Therapeuten.

## Achtsamkeit und Meditation

Verschiedene Untersuchungen zeigen, dass sich Achtsamkeit und Meditation höchst positiv auf den Verlauf von Angststörungen auswirken können. So liefern Magnetresonanztomographien (MRT) seit vielen Jahren hochauflösende Bilder von Gehirnstrukturen und ermöglichen es, zu sehen und zu untersuchen, was im Gehirn durch das Meditieren passiert. Es wurde beobachtet, dass regelmäßige Achtsamkeitsmeditationen bestimmte Bereiche des Gehirns verändern, so die Amygdala, also den Mandelkern, der, wie Sie bereits wissen, unser Angstzentrum ist. Durch Achtsamkeitsübungen können Betroffene außerdem lernen, den gegenwärtigen Moment bewusster wahrzunehmen. Dies kann ihnen dabei helfen, sich von übersteigerten Sorgen und Ängsten zu lösen. Das Meditieren wiederum fördert die Entspannung und legt den Fokus auf unsere Atmung. Dadurch beruhigt sich der gesamte Körper, was Ängste reduzieren kann.

## Körperliche Aktivität als Stressregulator

Regelmäßige körperliche Aktivität wirkt sich nicht nur auf die physische Gesundheit extrem positiv aus, sondern sie hat auch einen positiven Einfluss auf das psychische Wohlbefinden. Tatsächlich wirkt Sport als eine Art „natürlicher Stressregulator". Bei körperlicher Aktivität setzt der Körper Endorphine frei – und diese sind wiederum dafür bekannt, die allgemeine Stimmung zu verbessern und Stress abzubauen, was sich positiv auf die Bewältigung von Angststörungen auswirkt. Zudem wird durch körperliche Aktivität der präfrontale Kortex – also der Bereich des Gehirns, der für kognitive Funktionen und die Regulierung von Emotionen verantwortlich ist – stimuliert und gestärkt, was zu einer Verbesserung der kognitiven Leistungsfähigkeit und einer besseren Stressbewältigung führen kann.

## Ernährung und Schlaf als Einflussfaktoren

Ebenso wichtig für einen gesunden Lifestyle sind eine ausgewogene Ernährung sowie ausreichend Schlaf. Auch der Einfluss dieser beiden Faktoren auf Angststörungen sollte nicht unterschätzt werden. Sowohl Ernährung als auch Schlafverhalten haben einen großen Einfluss auf die psychische Gesundheit. Besonders ausreichend Schlaf ist ein entscheidender Faktor im Hinblick auf die Regulation von Emotionen. Konkret heißt das für Sie: Achten Sie auf eine möglichst ausgewogene und abwechslungsreiche Ernährung, die überwiegend unverarbeitete Lebensmittel beinhaltet, um Ihr Wohlbefinden und auch Ihre Darmgesundheit zu fördern. Besonders der Darm ist nämlich längst nicht nur für die Verdauung von Nahrung zuständig – er hat auch einen maßgeblichen Einfluss auf die Aufnahme von Nährstoffen, die Regulierung des Immunsystems und unsere Psyche. Für eine gesunde Darmflora sorgen nährstoffreiche Lebensmittel, wie zum Beispiel Vollkornprodukte, Gemüse, Hülsenfrüchte, Nüsse und Samen. Außerdem sollten Sie ausreichend Flüssigkeit (mindestens 2 bis 3 Liter pro Tag!) in Form von ungesüßten Getränken zu sich nehmen. Am besten eignet sich hierfür ungesüßter Tee oder Wasser. Auch fermentierte Lebensmittel wie Joghurt, Kefir oder Sauerkraut sind gut für unsere Darmflora und damit auch für unser allgemeines Wohlbefinden. Wer seinem Körper zusätzlich etwas Gutes tun möchte, sollte außerdem (weitestgehend) auf den Konsum von Koffein und Alkohol verzichten. Ebenso wichtig wie die Ernährung ist ein gesunder Schlaf. Im Schlaf verarbeitet der Körper sämtliche Erlebnisse, kommt zur Ruhe und regeneriert sich. Wer nicht ausreichend oder allgemein schlecht schläft, wird schnell einen Mangel an Energie feststellen, wodurch sich sämtliche körperliche Funktionen verschlechtern. Erwachsene Menschen sollten zwischen 7 und 9 Stunden täglich schlafen. Ihren individuellen Schlafbedarf können Sie durch Beobachtung selbst feststellen. Achten Sie darauf, dass Sie stets in einer ruhigen und abgedunkelten Umgebung schlafen und während des Schlafs nicht gestört werden. Außerdem sollten Sie mindestens eine Stunde vor dem Zubettgehen keine elektronischen Geräte, wie zum Beispiel das Smartphone, konsumieren. Das davon ausgehende Blaulicht kann nachweislich unseren Schlaf stören. Setzen Sie stattdessen auf beruhigende und meditative Aktivitäten, wie zum Beispiel Lesen oder Yoga, um Ihren Körper auf die Nachtruhe einzustimmen. Mehr zum Thema Ernährung, Schlaf und Lifestyle finden Sie im weiteren Verlauf dieses Ratgebers!

### Aufbau von sozialen Netzwerken

Eine bedeutende Rolle im Kampf gegen Angststörungen kann auch der Austausch mit anderen Menschen spielen – sei es in Form von Freundschaften, Familienangehörigen oder Selbsthilfegruppen. Durch das Teilen von (gemeinsamen) Erfahrungen, Ängsten und Erfolgen kann nicht nur Verständnis geschaffen werden, sondern die Betroffenen erfahren so auch emotionale Unterstützung. Zudem tragen soziale Kontakte zur Reduzierung von Einsamkeit und Isolation bei – zwei Faktoren, die leider häufig mit Angststörungen einhergehen.

### Eigenverantwortung und Selbstwirksamkeit

Ein Schlüsselaspekt bei der Selbsthilfe ist die Übernahme von Eigenverantwortung. In Bezug auf Angststörungen bzw. psychische Krankheiten im Allgemeinen bedeutet dies, aktiv an der eigenen Genesung mitzuarbeiten und nicht einfach nur passiv auf Genesung zu warten. Der Einfluss des Glaubens an die eigene Selbstwirksamkeit – also die Überzeugung, dass Sie einen Einfluss auf Ihr eigenes Leben haben – sollte keinesfalls unterschätzt werden.

## Entspannungstechniken

Wer seine innere Ruhe fördern und körperliche Stressreaktionen minimieren möchte, sollte Entspannungstechniken in den Alltag integrieren. Progressive Muskelentspannung sowie autogenes Training und Yoga können einen großen Einfluss auf die körperliche Entspannung haben und sogar dazu beitragen, das Nervensystem zu beruhigen. Je regelmäßiger diese Techniken im Alltag Anwendung finden, desto besser ist dies für ihre Gesundheit. Im weiteren Verlauf dieses Ratgebers finden Sie hierzu ausführliche Übungen!

## Kontinuierliche Selbstreflexion

Bei Selbsthilfe handelt es sich um einen dynamischen Prozess. Sie werden selbst feststellen, dass dieser Prozess von Höhen und Tiefen geprägt ist. Die Kunst dabei ist, niemals aufzugeben und stets weiter an sich selbst zu arbeiten. Von entscheidender Bedeutung ist hierbei die kritische Selbstreflexion, das heißt: die eigenen Fortschritte regelmäßig überprüfen, Denkmuster hinterfragen und Strategien immer wieder an die sich verändernden Bedürfnisse anpassen. Nur so kann eine kontinuierliche Weiterentwicklung garantiert werden.

## Unterstützung durch Selbsthilferatgeber

Der Ratgeber, den Sie gerade in Ihren Händen halten, ist ein wichtiger Begleiter auf dem Weg in ein gesundes Leben, ohne permanente Sorgen und Angststörungen. Er soll Ihnen als Inspirationsquelle auf dem Weg zur Selbsthilfe dienen und dabei mit wertvollen Informationen, Tipps und Anregungen helfen. Der Ratgeber ist so konzipiert, dass er die optimale Begleitung zu einer Therapie darstellt und auf lange Sicht Ihre Selbstwirksamkeit stärken und den proaktiven Ansatz bei der Bewältigung der generalisierten Angststörungen fördern wird.

Schlussendlich lässt sich festhalten, dass eine professionelle Therapie bei einer generalisierten Angststörung einen unverzichtbaren Anker auf dem Weg zur Heilung darstellt – entscheidend für eine erfolgreiche Genesung ist jedoch auch die aktive Beteiligung des Individuums am Prozess. Stichwort: Selbsthilfe. Selbsthilfe bedeutet jedoch nicht nur, den Schritt zur Therapie zu wagen, sondern auch, die im Rahmen dieser erlernten Strategien im Alltag aktiv anzuwenden und ein Bewusstsein für das eigene Wohlbefinden zu schaffen. Welche vielfältigen Möglichkeiten Sie hierfür haben – von Achtsamkeit über körperliche Aktivitäten bis hin zum sozialen Umfeld – haben Sie auf den vorangegangenen Seiten erfahren.

# Hilfe zur Selbsthilfe: Meine Angst & ich

## Körper und Geist arbeiten zusammen

Eine der wohl zentralsten Erkenntnisse im Kampf gegen die generalisierte Angststörung lautet: Unser Körper und unser Geist sind untrennbar miteinander verbunden. Sie arbeiten zusammen und bedingen sich gegenseitig, das heißt: Geht es uns körperlich nicht gut, leidet automatisch auch unser Geist bzw. unsere Psyche darunter. Das gilt jedoch auch genauso umgekehrt: Geht es uns psychisch schlecht, wirkt sich auch das unmittelbar negativ auf unseren Körper aus.

Besonders gut sichtbar wird dieser Effekt im Zusammenhang mit der generalisierten Angststörung. Sie zeigt auf, wie untrennbar Körper und Geist in ihrer Funktion verbunden sind. Körperliche und mentale Symptome gehen hier oft Hand in Hand und bedingen sich gegenseitig.

Wenn wir an Angst leiden (welche einen mentalen Ursprung in unserem Körper hat), reagiert ganz automatisch auch unser Körper mit den verschiedensten Symptomen: Herzrasen, Schwitzen, Kurzatmigkeit ... All diese Symptome haben eine Gemeinsamkeit: Sie treten auf, weil unser Körper uns so auf eine vermeintlich anstehende Gefahr vorbereiten möchte. Zugleich spielt sich jedoch auch auf mentaler Ebene einiges ab: Sorgen, Gedankenkreisen, Nervosität und innere Unruhe.

Diese körperlichen und mentalen Symptome treten jedoch nicht nur gleichzeitig auf – sie bedingen sich auch gegenseitig. Das heißt: Körperliche Symptome können bei Betroffenen zu noch mehr Angst führen, wodurch sich also die mentalen Symptome verstärken. Dadurch reagiert der Körper mit einer Verstärkung der körperlichen Symptome, was zu einem echten Teufelskreis führt. Die Angst schaukelt sich so immer mehr hoch und kann im schlimmsten Fall sogar eine Panikattacke auslösen.

Diese Schilderung hat jedoch auch einen positiven Kern: Was in die eine Richtung funktioniert, funktioniert genauso auch in die andere Richtung. Das heißt: Wir haben auch die Macht, unseren Körper mit Hilfe unserer Gedanken zu beruhigen und so den Teufelskreis zu durchbrechen. Ebenso auf körperlicher Ebene können wir unserem Gehirn „vortäuschen", dass alles in Ordnung ist, indem wir zum Beispiel bewusst ruhig und tief atmen. Unser Gehirn erhält dadurch die Information: Wer so ruhig und entspannt atmen kann, kann vor keiner echten Gefahr stehen. Es stellt sich also eine Beruhigung ein und die Angst verschwindet langsam. Diese „Tricks" zur Regulierung der eigenen Angst kann jeder ganz einfach lernen, um sich so selbst zu helfen. Die Hilfe zur Selbsthilfe stellt eine wichtige Unterstützung zur Therapie dar und kann Ihnen in allen Lebenslagen eine große Hilfe sein.

Im Folgenden erfahren Sie, wie und was Sie selbst aktiv gegen Ihre Angst tun können. Eine wichtige Rolle spielt hierbei die Steuerung der eigenen Emotionen und Gedanken. Hierzu ist jedoch auch ein Blick in die biologischen Prozesse unseres Körpers unabdingbar, um überhaupt zu verstehen, was es mit dem abstrakten Begriff „Emotion" auf sich hat.

## Die Kraft der Emotionen

Sie werden häufig unterschätzt und als „Gefühlsduselei" abgetan: unsere Emotionen. Dabei spielen sie für unser Wohlbefinden und damit unser ganzes Leben eine große Rolle. Nicht zu unterschätzen ist auch der Einfluss von Emotionen in Bezug auf generalisierte Angststörungen. In diesem Kapitel erfahren Sie alles rund um die komplexe Welt der Emotionen, welchen Einfluss sie auf unsere Ängste haben und wie wir sie in Bezug auf generalisierte Angststörungen positiv nutzen können.

## Emotionen: Eine Reise durch die Neurowissenschaften

Was sind Emotionen überhaupt? Der Begriff „Emotion" scheint für viele Menschen nur schwer greifbar. So abstrakt, wie man meinen könnte, sind Emotionen allerdings nicht. Neurowissenschaftler bezeichnen Emotionen als „momentan erlebte, subjektive Gefühle", die durch bestimmte chemische Prozesse in unserem Körper ausgelöst werden. Das heißt: Es werden sogenannte Botenstoffe im Körper ausgeschüttet. Hierbei handelt es sich vor allem um folgende drei Botenstoffe:

- **Serotonin:** Dieser Botenstoff ist auch als Glückshormon bekannt. Er ist für unsere Stimmung und das Gefühl des Wohlbefindens verantwortlich.
- **Dopamin:** Dieser Botenstoff ist der sogenannte Motivator und Belohnungsverstärker unter den Neurotransmittern. Er steuert unseren Antrieb und unsere Freude.
- **Cortisol:** Dieser Botenstoff wird in bedrohlichen Situationen aktiv. Er ist daher auch als Stresshormon bekannt.

Unsere Emotionen werden von diesen drei Botenstoffen gesteuert. Das komplexe Zusammenspiel dieser drei Stoffe bestimmt, wie es uns emotional gerade geht. Befinden sich die drei Stoffe in einem harmonischen Gleichgewicht, fühlen wir uns emotional stabil und ausgeglichen. Ein Ungleichgewicht der Botenstoffe kann hingegen zu emotionalen Turbulenzen führen. Bei einer übermäßigen Cortisol-Ausschüttung kommt es beispielsweise oft zu vermehrt negativen Emotionen wie Angst und Sorge.

Dirigiert wird die Ausschüttung der Botenstoffe und deren chemische Zusammensetzung übrigens von unserem Gehirn.

## Die selbsterfüllende Prophezeiung: Wie Gedanken Emotionen beeinflussen

Wenn also die Ausschüttung der Botenstoffe und damit auch die Emotionen selbst von unserem Gehirn gesteuert werden, muss das im Umkehrschluss auch heißen, dass jeder Mensch selbst Einfluss darauf nehmen kann – und zwar mit Hilfe seiner Gedanken und inneren Einstellung. Der bekannte Neurowissenschaftler Gerald Hüther (* 1951) nennt in diesem Zusammenhang das faszinierende Phänomen der selbsterfüllenden Prophezeiung. Wenn sich negative Vorahnungen in unseren Gedanken festsetzen, kann dies gewissermaßen zu einer Art unterbewusster Sabotage führen. Unser Gehirn lässt sich von unseren eigenen Vorahnungen leicht beeinflussen und steuert auch unsere Emotionen in diese Richtung. Wir arbeiten sozusagen unbewusst darauf hin, dass manche Dinge einen negativen Ausgang nehmen.

> Wir haben permanent Angst davor, dass uns oder einem Familienmitglied etwas Schlimmes zustößt. Dies führt dazu, dass unser Gehirn dauerhaft in Alarmbereitschaft versetzt ist. Es schüttet vermehrt den Stress-Botenstoff Cortisol aus, sodass wir in ein emotionales Ungleichgewicht geraten. Wir fühlen uns gestresst und unausgeglichen, wodurch die Ängste weiter verstärkt werden und wir permanent ängstlich und angespannt sind. Der anhaltende Gedanke daran beeinflusst unsere Emotionen jedoch so stark, dass sich daraus die Wirklichkeit formt. Es ist fast so, als würde das Gehirn auf eine selbstbestätigende Reise gehen.

Negative Vorstellungen beeinflussen also nicht nur unsere Wahrnehmung, sondern auch die biochemischen Prozesse in unserem Körper. Schon sind wir wieder im altbekannten Teufelskreis der Angst gefangen: Die Gedanken bestärken die negativen Emotionen, diese verstärken wiederum die Gedankenmuster und so weiter. Durch diese Wechselwirkung kommt es schließlich zu einer sich selbst erfüllenden Prophezeiung. Wir können also durchaus sagen: Die eigenen Gedanken formen unsere Realität.

## Die Umkehrung der Prozesse: Emotionen und Gedanken als Schlüssel zur Veränderung

Die Neurowissenschaften lehren uns jedoch auch eine positive Nachricht: Die eben beschriebenen neuronalen Prozesse laufen nicht nur in eine Richtung ab. Genauso, wie sich negative Emotionen und Gedanken verstärken können, können sich natürlich auch positive Emotionen und Gedanken verbessern. Dieser Prozess lässt sich also einfach umkehren. Es liegt in Ihrer eigenen Macht, Ihre Emotionen und Gedanken so zu steuern, dass die biochemischen Abläufe in Ihrem Körper in eine positive Richtung gelenkt werden. Hierzu finden Sie übrigens auch im weiteren Verlauf dieses Ratgebers noch zahlreiche praktische Tipps und Tricks!

Neurowissenschaftler Gerald Hüther rät ganz allgemein dazu, dass wir uns dieses Zusammenhangs zwischen Emotionen und biochemischer Prozesse bewusst werden sollten. Wer negative Denkmuster bewusst wahrnimmt und erkennt, kann diese aktiv verändern und die biochemischen Prozesse im Körper, die unsere Emotionen formen, bewusst modifizieren. Wir können also unser emotionales Erleben bewusst durch Selbstreflexion und die Lenkung unserer Gedanken beeinflussen.

### Lesetipp: Gerald Hüther als Wegweiser

Wenn Sie mehr über die komplexe Welt der Emotionen erfahren möchten, setzen Sie sich unbedingt mit den Büchern von Gerald Hüther auseinander. Dort erlangen Sie noch tiefere Einblicke in die Zusammenhänge zwischen Emotionen, Gedanken und unserem Gehirn. Hüther lehrt den Leser nicht nur, bewusster mit den eigenen Emotionen umzugehen, sondern auch, aktiv an der Gestaltung der eigenen, inneren Welt teilzunehmen.

Es lässt sich also festhalten: Emotionen sind KEIN Zufall, sondern vielmehr das Ergebnis präziser biochemischer Prozesse, die sich in unserem Körper abspielen. Die Erkenntnis, dass wir unseren Emotionen und Launen nicht hilflos ausgesetzt sind, sondern diese aktiv beeinflussen können, öffnet neue Türen – ganz besonders in Bezug auf Angststörungen.

Jeder Mensch hat also die Möglichkeit, das Wechselspiel zwischen Gedanken und Emotionen zu beeinflussen und damit die eigene Realität aktiv zu gestalten. Diese Erkenntnisse haben wir der Neurowissenschaft zu verdanken, die uns Werkzeuge an die Hand gibt, um Emotionen besser zu verstehen und sie sogar als Quelle für ein erfülltes und bewussteres Leben ohne Angststörungen zu nutzen.

# Unbewusste Steuerung der eigenen Gedanken

Nachdem Sie nun einen Einblick in die Verbindung zwischen unseren Emotionen, Gedanken und Prozessen im Körper gewonnen haben, widmet sich dieses Kapitel tiefergreifend der Kraft unserer eigenen Gedanken. Auf den nächsten Seiten erfahren Sie alles rund um den Einfluss unserer Gedankenwelt und darüber, wie sich Denkprozesse steuern lassen, um Angststörungen positiv zu beeinflussen.

## Gedankenmuster als unsichtbare Fäden aus der Vergangenheit

„Die Gedanken sind frei" – oder doch nicht? Leider sind unsere Gedanken häufig nicht so frei, wie wir denken. Sie werden nämlich oft von unterbewussten Prozessen geprägt, die sich in uns abspielen, ohne dass wir diese bewusst wahrnehmen. Häufig sind diese unterbewussten Prozesse negativ geprägt, was dazu führt, dass negative Gedankenspiralen entstehen, die zu selbsterfüllenden Prophezeiungen führen können. Diese führen wiederum dazu, dass wir durch unser Denken bestimmte Ereignisse „heraufbeschwören" und manifestieren. In diesem Zusammenhang ist auch häufig die Rede vom „Gesetz der Resonanz".

**Exkurs:**

**Das Gesetz der Resonanz**

Das Gesetz der Resonanz stammt ursprünglich aus der Quantenphysik. Es besagt, dass ähnliche Energien und Schwingungen miteinander in Resonanz treten und sich anziehen. Praktisch bedeutet das: Wir ziehen Ereignisse, Situationen oder Menschen in unser Leben, die mit unserer eigenen energetischen Frequenz in Resonanz stehen. Wer also positiv denkt, wird positive Erlebnisse anziehen. Umgekehrt können aber natürlich auch negative Gedanken zu negativen Ereignissen und Situationen führen.

Doch woher kommen diese unterbewussten, negativen Denkmuster? In den meisten Fällen haben diese ihre Wurzeln in der frühen Kindheit. Sie sind also „unsichtbare Fäden" aus der Vergangenheit, die unser Leben bis heute prägen – auch, wenn wir das bewusst gar nicht so wahrnehmen.

Die Kindheit ist so eine prägende Phase, dass negative Erlebnisse und

Erfahrungen, die während dieser Zeit gemacht werden, das ganze Leben und Denken beeinflussen können. In dieser Phase – also von der Geburt bis hin zum 20. Lebensjahr – formen sich unser Selbstbild und unsere Wahrnehmungen so stark wie in keiner anderen Phase unseres Lebens. Die Muster, die während dieser Zeit entstehen, beeinflussen uns ein Leben lang. Unsere Wahrnehmung wird dadurch unbewusst wie durch unsichtbare Fäden gesteuert.

Vor allem negative Erfahrungen und unbewältigte Konflikte aus der Vergangenheit bzw. Kindheit manifestieren sich häufig in negativen und festgefahrenen Gedankenmustern, die uns fest im Griff haben.

## Selbstwirksamkeit und Vorerfahrungen als Dirigenten unserer Gedanken

Wie können wir die „Macht" über unsere Gedanken zurückgewinnen, negativen Gedankenmustern entkommen und Ängste überwinden?

Die Schlüsselwörter hierfür lauten:

- Selbstwirksamkeit und
- Vorerfahrungen

Was genau damit gemeint ist, erfahren Sie sogleich.

Wer fest daran glaubt, dass er dazu in der Lage ist, die eigenen Gedanken zu steuern und in eine positive Richtung zu lenken, wird schließlich auch dazu in der Lage sein, dies tatsächlich zu tun. Diese Menschen haben eine hohe Selbstwirksamkeitserwartung. Das heißt: Ihre eigene Überzeugung in ihre Fähigkeiten beeinflusst ihr Leben positiv. Sie haben ein großes Vertrauen in sich selbst und in Ihre Fähigkeit, die eigenen Gedanken zu lenken und damit positive Veränderungen in Ihrem Leben herbeizuführen.

Was können Sie daraus lernen? Ganz einfach: Glauben Sie an sich und die Macht Ihrer Gedanken. Fangen Sie an, positiv zu denken und das Glas nicht halb leer, sondern halb voll zu sehen.

Ein konkretes Beispiel für positives Denken im Alltag ist die Umgestaltung einer negativen Aussage wie „Ich werde heute eine schlechte Zeit haben, weil ich so viel zu erledigen habe" in eine positive Aussage wie „Ich habe viele Aufgaben zu erledigen, aber ich kann sie nacheinander angehen und schaffen". Indem wir unseren Fokus von der Schwierigkeit der Situation auf unsere Fähigkeit zur Bewältigung lenken, stärken wir unser Selbstvertrauen und unsere Motivation, die Herausforderungen des Tages anzugehen. Zugegeben: Manchmal ist das leichter gesagt als getan. Wer es allerdings gar nicht erst versucht, hat schon verloren! Ihre Gedanken gehören Ihnen – steuern Sie sie also bewusst in eine positive Richtung und schon bald werden

Sie merken, wie sich Ihr komplettes Leben in eine positive Richtung verändert und Zweifel und Ängste einen immer kleineren Platz einnehmen.

Geformt werden unsere Selbstwirksamkeitsüberzeugungen von den Vorerfahrungen, die wir im Laufe unseres Lebens sammeln. Ganz besonders die Vorerfahrungen aus der Kindheit haben einen großen Einfluss auf uns und unsere Denkmuster. Die sogenannte „Prägungsphase" in der Kindheit ist eine besonders entscheidende Zeit, in der viele grundlegende Standpunkte und Überzeugungen geformt werden, die das ganze Leben beeinflussen. Hat ein Kind beispielsweise in jungen Jahren ein traumatisches Erlebnis mit einem Hund gehabt, ist die Wahrscheinlichkeit hoch, dass das Kind im weiteren Verlauf seines Lebens eine starke Angst vor Hunden entwickelt. Wer also in der Vergangenheit negative Erfahrungen gemacht hat, wird dazu neigen, sein komplettes Denken und alle Handlungsmuster nach diesen Erfahrungen auszurichten. Genau diesen Teufelskreis müssen Sie versuchen, zu durchbrechen, indem Sie positive Erfahrungen sammeln und damit die negativen Vorerfahrungen „überschreiben".

Machen Sie sich stets bewusst: Ganz alleine Sie selbst können Ihre Gedanken steuern und umwandeln. Natürlich werden diese geprägt durch (negative) Vorerfahrungen und veraltete Denkmuster – aber es ist nie zu spät, diese zu durchbrechen. Der erste und zugleich wichtigste Schritt hierfür liegt in der bewussten Auseinandersetzung mit den eigenen Denkmustern. Hinterfragen Sie Ihre Gedanken auch einmal kritisch:

- Wieso kommen oft Zweifel bei mir auf?
- Wieso habe ich in dieser einen Situation das Gefühl, es nicht schaffen zu können?
- Wieso sind meine Gedanken häufig so negativ behaftet?

Vielleicht, weil Sie ein negatives Selbstkonzept haben? Oder weil Sie in der Vergangenheit schlechte Erfahrungen gemacht haben? Vielleicht liegt es auch daran, dass Sie einfach nicht genug an sich selbst glauben? All diese Dinge haben zur Folge, dass sich negative Denkmuster verfestigen und wir schließlich in ein negatives Mindset verfallen, in dem Ängste und Unsicherheiten zur Tagesordnung gehören. Wer permanent negativ denkt, zieht nach dem Gesetz der Resonanz nur noch mehr Negativität in sein Leben. Daraus kann ein negatives Mindset entstehen, das sich durch pessimistische Gedanken, Selbstzweifel und die Neigung, stets negative Ereignisse zu betonen, auszeichnet. Versuchen Sie, eine gewisse Distanz zwischen sich selbst als Person und Ihren Gedankenmustern herzustellen. Welche negativen Gedankenspiralen können Sie erkennen? Hinterfragen Sie ganz bewusst, woher manche Gedanken kommen und welche Ursache diese haben könnten. Es geht hierbei nicht darum, die Vergangenheit zu verkennen, sondern vielmehr darum, ihre Auswirkungen auf die Gegenwart zu verstehen.

## Gedankenmuster aufdecken: Eine Reise zu sich selbst

Die bewusste Auseinandersetzung mit der eigenen Gedankenwelt beginnt bei der Selbstreflexion. Beobachten Sie sich ganz genau, wenn das nächste Mal negative Gedanken auftauchen. In welchen Situationen passiert das? Welche Emotionen gehen damit einher? Schreiben Sie die negativen Gedanken auf und notieren Sie auch, in welchen Situationen diese auftauchen.

- Welche Gedanken hatten Sie dabei?
- Welche Gefühle hatten Sie dabei?
- Welche Beweise gibt es, dass Ihre Gedanken nicht wahr sind?
- Welche alternativen Gedanken könnten Sie also fassen?
- Was können Sie nun tun?

## Kultivieren Sie positive Gedanken

Machen Sie sich immer wieder bewusst, dass Sie die Macht besitzen, Ihre Gedanken zu steuern und in eine andere Richtung zu lenken. Dass negative Gedanken aufkommen, ist völlig normal – Sie müssen diese jedoch nicht einfach tatenlos hinnehmen!

Beginnen Sie, positive Gedanken in Ihren Alltag zu integrieren, und setzen Sie sich klare Ziele. Formulieren Sie diese stets positiv. Das heißt: Anstatt zu sagen, „Ich möchte nicht mehr so ängstlich durchs Leben gehen", sagen Sie lieber: „Ich möchte mutig und frei durchs Leben gehen!" Erkennen Sie den Unterschied zwischen diesen beiden Formulierungen? Die erste Formulierung nutzt negative Umschreibungen in Kombination mit Verneinungen, was der Aussage direkt eine gewisse Negativität verleiht. Die zweite Formulierung hingegen verzichtet auf Verneinungen und setzt dabei auf eine positive und klare Formulierung. Damit tricksen Sie gewissermaßen auch Ihr Gehirn aus. Dieses kommt durch positive Formulierungen gar nicht erst mit Verneinungen oder negativen Begriffen in Kontakt. Dadurch verhindern Sie, dass unterbewusst negative Formulierungen manifestiert werden. Außerdem kann das Gehirn die Wörter „nein" und „nicht" gar nicht verarbeiten. Wenn Sie also den Vorsatz „Ich möchte nicht ängstlich durchs Leben gehen" formulieren, kommt bei Ihrem Gehirn lediglich die Information „Ich möchte ängstlich durchs Leben gehen" an. Eine fatale Fehlinformation! Daher sollten Sie stets auf Verneinungen verzichten. Sie sehen also: Bereits einfache Umformulierungen Ihrer Gedanken können einen großen

Unterschied machen und Ihr komplettes Mindset in eine positivere Richtung lenken.

# Du bist, was du sprichst: Wie Sprache unsere Wahrnehmung beeinflusst

Die meisten Menschen denken bei dem Begriff „Sprache" wahrscheinlich an ein Kommunikationsmittel. Dabei ist unsere Sprache viel mehr als ein reines Mittel der Kommunikation. Unsere Sprache prägt nicht nur unsere Gedanken und unsere Wahrnehmung auf die Welt, sondern auch unser gesamtes Verhalten. Sie hat einen großen – und oftmals völlig unterschätzten – Einfluss auf unser Leben. Nicht umsonst heißt es sprichwörtlich: Du bist, was du sprichst. So sagte auch Talmud einst in weiser Voraussicht:

*„Achte auf deine Gedanken, denn sie werden Worte. Achte auf deine* ***Worte****, denn sie werden Handlungen. Achte auf deine Handlungen, denn sie werden Gewohnheiten. Achte auf deine Gewohnheiten, denn sie werden dein Charakter. Achte auf deinen Charakter, denn er wird dein Schicksal."*

Besonders im Hinblick auf die generalisierte Angststörung kann die Art und Weise, wie wir sprechen und generell mit Sprache umgehen, einen großen Einfluss auf unser persönliches Erleben und unseren Umgang mit Ängsten haben. Aus diesem Grund erhalten Sie in diesem Kapitel einen detaillierten Einblick in den Einfluss von Sprache auf unsere Wahrnehmung und lernen anschließend fünf Methoden aus dem sogenannten „Neurolinguistischen Programmieren" (kurz: NLP) kennen, die dabei helfen können, eine positive Wahrnehmung mit Hilfe von Sprache zu fördern.

## Wahrnehmung ist relativ: Wir gestalten unsere eigene Realität

Ganz bestimmt waren auch Sie schon einmal in einer solchen Situation: Sie stehen vor einem Problem und tauschen sich mit einer anderen Person darüber aus. Während Sie selbst an diesem Problem verzweifeln und dieses Ihre komplette Stimmung negativ beeinflusst, hat Ihr Gegenüber eine komplett andere Wahrnehmung, denn er empfindet das Problem als nur halb so schlimm und Sie fragen sich: Wie kann das sein? Wie kann diese Person angesichts des Problems so ruhig bleiben, während Sie komplett am Verzweifeln sind?

Die Antwort ist ganz simpel: Jeder Mensch hat eine unterschiedliche Wahrnehmung. Die EINE Realität gibt es genau genommen nicht. Wie „schlimm" – oder eben auch nicht – ein Problem empfunden wird, liegt also einzig und allein an Ihrer eigenen Wahrnehmung. So kann es durchaus sein, dass Sie Probleme wahrnehmen, die Ihre Mitmenschen nicht einmal als solche bezeichnen würden. Auch mit der Angst verhält es sich ähnlich: Während bei einigen Menschen der bloße Gedanke an eine Präsentation vor einer größeren Menschengruppe Schweißperlen und Panik auslöst, bleiben andere davon komplett unbeeindruckt.

Die Realität ist also nicht objektiv, sondern wird stark von der individuellen Wahrnehmung beeinflusst. Einen großen Einfluss auf unsere Wahrnehmung haben dabei unsere Gedanken und unsere Sprache. Wer beispielsweise ständig über die eigenen Ängste nachdenkt und schließlich auch darüber spricht und sich dabei immerzu auf die negativen Aspekte fokussiert, wird dadurch seine Ängste verstärken.

Die gute Nachricht: Natürlich funktioniert dieser Effekt auch in die andere Richtung. Wer darauf achtet, eine positive Sprache zu verwenden, kann aktiv dazu beitragen, die eigene Wahrnehmung in eine positive Richtung zu lenken und die Welt optimistischer zu sehen.

**Exkurs: Positive Sprache**

Oft sind es die „kleinen Dinge", die einen großen Unterschied machen. Genauso verhält es sich auch mit unserem Sprachgebrauch. Eine positivere Sprache lässt sich ganz leicht in den Alltag integrieren, wenn man bestimmte Grundsätze beachtet. Im Folgenden erhalten Sie daher 5 wertvolle Hinweise, um positive Sprache zu verwenden:

- **Ändern Sie Ihre Sprache:** Bedenken Sie stets, was Sie in einem Gespräch vermitteln wollen. So bleiben Sie fokussiert und verhindern ein unnötiges Abschweifen. Versuchen Sie zudem, negative, abfällige oder gar entwürdigende Wörter zu vermeiden. Auch generalisierende Aussagen sollten Sie gänzlich aus Ihrem Wortschatz streichen. Hierzu zählen zum Beispiel Aussagen wie „Du kannst nie etwas richtig machen" oder „Immer bist du ein Klotz am Bein". Entscheiden Sie sich stets für konstruktive Kritik oder einen freundlichen Hinweis, dass Sie gerade eine andere Meinung haben. Schimpfwörter oder Beleidigungen sind nie die Lösung.

- **Ändern Sie Ihre Stimmung:** Unsere Stimmung schlägt sich in unserer Sprache nieder. Versuchen Sie daher, nie verärgert oder schlecht gelaunt in ein Gespräch zu gehen. Falls Sie Ihre Stimmung aufhellen möchten, können Sie sich auch gerne eine Liste mit positiven Ausdrücken durchlesen, zum Beispiel: „Lächeln, Glück, angenehm, gut, danke, ..." Eine solche Liste können Sie selbst erstellen und bei Bedarf heranziehen.

- **Vermeiden Sie negative Etiketten:** Sprache ändert unsere Art, zu denken. Eine Person, die von ihrem Umfeld als „ungeschickt" oder „nutzlos" bezeichnet wird, wird irgendwann selbst glauben, dass sie diesen

Beschreibungen entspricht. Achten Sie also darauf, wie Sie mit anderen, aber natürlich auch mit sich selbst sprechen!

- **Kommunizieren Sie mit Emotionen:** Beim Kommunizieren spielen nicht nur unsere eigenen Emotionen eine große Rolle, sondern auch die Emotionen unserer Gesprächspartner. Versuchen Sie stets, sich in Ihr Gegenüber „hineinzufühlen", um auf Augenhöhe kommunizieren zu können.

- **Positive Sprache und Optimismus:** Durch eine positive Sprache können wir das Beste von uns selbst zum Ausdruck bringen. Positive Worte können einen ganzen Raum erhellen und bestimmte Momente aufheitern. Wenn Sie also die Wahl haben: Entscheiden Sie sich stets für Positivität.

## Wahrnehmung und Ausstrahlung aktiv beeinflussen und verändern

Wie genau können wir nun aber eine positivere Sprache in unserem Alltag etablieren? Wichtig ist hierfür ein bewusster Umgang mit Sprache. Achten Sie dabei stets auf positive Formulierungen und vermeiden Sie Verneinungen.

**Beispiel:**
Sie sind frustriert darüber, dass Sie es heute noch nicht geschafft haben, Sport zu treiben. Sie sagen zu sich selbst: „Ich habe es schon wieder nicht geschafft, mich aufzuraffen und ein Workout zu machen ..."

Diese Formulierung enthält eine Verneinung und ist insgesamt sehr negativ formuliert. Formulieren Sie die Aussage also um: „Ich habe heute viele andere Dinge geschafft und werde mir morgen ganz bewusst wieder die Zeit für ein Workout nehmen."

Sie können anhand dieses Beispiels ganz deutlich erkennen: Diese beiden Aussagen enthalten denselben Kern, jedoch transportieren Sie eine völlig andere Botschaft. Einfache Umformulierungen können einen riesigen Unterschied auf Ihr Selbstbild haben. Während Aussage 1 indirekt impliziert, dass Sie „schon wieder versagt" und etwas nicht geschafft haben, ist Aussage 2 viel positiver, wertschätzender und motivierender formuliert. Vielleicht wird es Ihnen zu Beginn schwerfallen, negative Aussagen umzuformulieren. Mit der Zeit werden Sie jedoch merken, wie Sie positive Formulierungen ganz automatisch in Ihr Denken und Sprechen integrieren und damit Ihre gesamte Denkweise „umprogrammieren". Auch in Bezug auf Ängste funktioniert dieser Grundsatz: Sobald Sie merken, dass in Ihnen negative Gedanken und Aussagen aufkommen, steuern Sie mit einer positiven Umformulierung entgegen.

**Beispiel:**
Sie haben große Angst vor einer Präsentation, die Sie abhalten müssen. Sie sagen sich selbst: „Ich schaffe das nicht, ich werde sicherlich wieder einen Blackout bekommen und so zum Gespött werden."

Diese negativen Gedanken verschlimmern Ihre Ängste noch mehr. Versuchen Sie also, positiv und wertschätzend mit sich selbst zu sprechen. Wählen Sie eine Formulierung, die ohne Verneinung auskommt: „Ich stelle mich meiner Angst und werde die Präsentation mit Hilfe einer guten Vorbereitung schaffen. Ich kann jetzt schon sehr stolz auf meinen Mut sein."

## NLP-Methoden für eine positivere Wahrnehmung

Neurolinguistisches Programmieren bietet eine Vielzahl von Methoden und Techniken, die darauf abzielen, unser Verhalten und unsere Wahrnehmung in eine positive Richtung zu verändern. Grundlegend hierfür ist unser Umgang mit Sprache. Im Folgenden lernen Sie fünf effektive NLP-Methoden kennen, die Sie im Kampf gegen Ängste und negative Gedanken in Ihren Alltag integrieren können.

### Reframing

- Beschreibung: Reframing bedeutet, eine Situation oder ein Erlebnis in einem neuen Licht zu sehen. Es geht darum, den Kontext oder die Bedeutung von Ereignissen zu ändern, um eine positivere Interpretation zu ermöglichen.
- Alltagsbeispiel: Anstatt zu sagen, „Ich bin so nervös, weil ich einen Fehler machen könnte", könnten Sie sagen: „Ich bin aufgeregt, weil ich die Möglichkeit habe, etwas Neues zu lernen."
- Umsetzung: Wann immer ein negativer Gedanke oder eine negative Aussage aufkommt, halten Sie inne und fragen sich: „Wie kann ich diese Situation positiv umdeuten?" Schreiben Sie alternative, positive Interpretationen auf und wiederholen Sie diese laut.

### Positive Selbstgespräche

- Beschreibung: Bei positiven Selbstgesprächen geht es darum, negative Gedanken und Aussagen bewusst durch positive zu ersetzen.
- Alltagsbeispiel: Statt zu denken, „Ich schaffe das nicht", sagen Sie sich selbst: „Ich bin fähig und bereit, diese Herausforderung zu meistern."
- Umsetzung: Beginnen Sie Ihren Tag mit positiven Affirmationen und erinnern Sie sich im Laufe des Tages immer wieder daran. Führen Sie ein Tagebuch, in dem Sie positive Gedanken und Erfolge festhalten.

## Ankern

• Beschreibung: Ankern ist eine Technik, bei der Sie einen bestimmten Zustand oder eine Erinnerung mit einem physischen Anker (z. B. mit einer Berührung) verknüpfen.

• Alltagsbeispiel: Drücken Sie Daumen und Zeigefinger zusammen, während Sie an einen Moment denken, in dem Sie sich besonders ruhig und sicher gefühlt haben.

• Umsetzung: Üben Sie das Ankern regelmäßig, indem Sie positive Zustände mit einer bestimmten Geste verbinden. Nutzen Sie diese Geste in Stresssituationen, um den positiven Zustand zu aktivieren.

## Zielvisualisierung

• Beschreibung: Diese Methode beinhaltet das klare Visualisieren von Zielen und positiven Ergebnissen, um den Fokus auf das Gewünschte zu richten.

• Alltagsbeispiel: Stellen Sie sich detailliert vor, wie Sie erfolgreich und ruhig eine Prüfung bestehen oder eine schwierige Situation meistern.

• Umsetzung: Nehmen Sie sich täglich Zeit, um Ihre Ziele in allen Einzelheiten zu visualisieren. Erschaffen Sie ein mentales Bild, das so lebendig wie möglich ist, und halten Sie dieses Bild regelmäßig vor Ihr inneres Auge. Mehr zum Thema „Visualisierung" finden Sie im weiteren Verlauf dieses Buches.

## Verwendung positiver Sprache

• Beschreibung: Die bewusste Verwendung positiver und konstruktiver Sprache im Alltag kann unsere innere Einstellung und Wahrnehmung verändern.

• Alltagsbeispiel: Ersetzen Sie „Ich muss" durch „Ich darf" oder „Ich werde". Anstelle von „Ich habe Angst vor..." sagen Sie „Ich freue mich darauf...".

• Umsetzung: Achten Sie auf Ihre Wortwahl und versuchen Sie, negative Ausdrücke durch positive zu ersetzen. Führen Sie Gespräche stets bewusst positiv und konstruktiv.

# Mein Reflexions-Guide

In einem der vorherigen Kapitel haben Sie auf theoretischer Ebene bereits einiges zu generalisierten Angststörungen und dem typischen Vermeidungsverhalten erfahren. Im folgenden Kapitel erhalten Sie nun den praktischen Teil: Dieser Reflexions-Guide zielt darauf ab, Ihr Vermeidungsverhalten zu hinterfragen und die langfristigen Auswirkungen von diesem zu erkennen. Mit Hilfe von gezielten Fragen, praktischen Übungen und konkreten Umsetzungstipps werden Sie Schritt für Schritt lernen, Ihren Ängsten ins Auge zu blicken und schließlich ein freies und erfülltes Leben zu führen.

Wie Sie bereits wissen, gehen generalisierte Angststörungen häufig mit Vermeidungsverhalten einher. Der Grund hierfür: Betroffene tendieren dazu, angstbesetzte Situationen zu vermeiden – in der Hoffnung, damit der unangenehmen Angst aus dem Weg gehen zu können. Langfristig führt dies jedoch zu nur noch mehr Einschränkungen und verstärkten Ängsten. Vermeiden ist also definitiv nicht die Lösung des Problems. Stattdessen sollten Sie sich aktiv mit Ihren Ängsten und Ihrem Drang nach Vermeidung auseinandersetzen. Einen Leitfaden hierzu erhalten Sie auf den nächsten Seiten. Grundlegend für die aktive Auseinandersetzung sind hierbei drei zentrale Fragen, die Ihnen helfen werden, Ihre Ängste besser zu verstehen:

- Welche Situationen und Umstände vermeide ich, um dem Gefühl von Angst und Unbehagen zu entgehen?
- Welchen Preis zahle ich dafür?
- Wie sähe mein Leben ohne die Einschränkungen aus, die mit dieser Vermeidungshaltung einhergehen?

Um im Detail herauszufinden, welche Lebensbereiche vom Vermeidungsverhalten betroffen sind, lohnt sich ein Blick auf das „Rad des Lebens".

## Was ist das Rad des Lebens?

Das Rad des Lebens ist ein visuelles Hilfsmittel, das ursprünglich aus dem Coaching stammt und zur Selbstbewertung und Lebensbalance verwendet wird. Es stellt verschiedene Lebensbereiche als Segmente eines Kreises dar. Typischerweise umfasst das Rad folgende Bereiche:

- **Karriere**: berufliche Zufriedenheit und Entwicklung
- **Beziehungen**: Freundschaften, Partnerschaften und familiäre Bindungen

- **Gesundheit**: körperliches und mentales Wohlbefinden
- **Freizeit**: Hobbys und Aktivitäten, die Freude bereiten
- **Finanzen**: finanzielle Stabilität und Sicherheit
- **Persönliches Wachstum**: Lernen, Selbstentwicklung und spirituelles Wohlbefinden
- **Umgebung**: Wohnsituation und Umfeld
- **Beiträge/Gemeinwohl**: Engagement und soziale Beiträge

Jeder dieser Bereiche wird auf einer Skala von 1 bis 10 bewertet, wobei 1 für extreme Unzufriedenheit und 10 für maximale Zufriedenheit steht. Diese Bewertungen werden dann im Kreis eingetragen und miteinander verbunden, um ein visuelles Bild der eigenen Lebensbalance zu erzeugen.

Diese Unterteilung können Sie auch zur Beantwortung der oben genannten Leitfragen heranziehen. Analysieren Sie für jeden Bereich, inwiefern Sie Einschränkungen durch Ihre Angst verspüren. Hierfür können Sie die Bewertung von 1 (keine Einschränkungen bzw. kein Vermeidungsverhalten) bis 10 (sehr starke Einschränkung bzw. sehr starkes Vermeidungsverhalten) heranziehen.

Bedenken Sie auch, dass sich Ihre Bewertung im Laufe der Zeit verändern kann. Es ist sinnvoll, im Abstand von je einem Monat neue Bewertungen zu machen.

Durch eine intensive Auseinandersetzung mit diesen drei Fragen werden Sie lernen, Ihr individuelles Vermeidungsverhalten besser kennenzulernen und zu verstehen. Zudem werden Sie erkennen, was Sie dieses Verhalten „kostet" und welche Konsequenzen es mit sich bringt. Besonders motivierend im Kampf gegen die generalisierte Angststörung ist schließlich die dritte Frage, die darauf abzielt, sich ein Leben ohne diese Einschränkungen vorzustellen. Lassen Sie uns nun also gemeinsam die ersten Schritte gehen und die Grundlage für ein angstfreies Leben legen.

## Welche Situationen oder Umstände vermeide ich, um dem Gefühl von Angst und Unbehagen kurzfristig zu entgehen?

**Leitfrage:**

Welche spezifischen Situationen oder Umstände versuchen Sie, zu vermeiden, um kurzfristig Ihre Angst und Ihr Unbehagen zu reduzieren?

**Unterfragen:**

- In welchen Momenten fühlen Sie sich besonders ängstlich oder unwohl?
- Was sind typische Auslöser für Ihr Vermeidungsverhalten?
- Gibt es bestimmte Orte, Personen oder Aktivitäten, die Sie vermeiden?

## Übungen:

### Tagebuch führen:

- Notieren Sie eine Woche lang jede Situation, die Sie vermieden haben, und die Gründe dafür.
- Schreiben Sie auf, wie Sie sich gefühlt haben, bevor und nachdem Sie die Situation vermieden haben.

### Auslöser identifizieren:

- Erstellen Sie eine Liste mit typischen Auslösern für Ihre Angst und überlegen Sie, wie oft Sie diesen Situationen aus dem Weg gehen.
- Reflektieren Sie darüber, ob diese Situationen tatsächlich gefährlich oder bedrohlich sind.

### Vermeidungs-Skala:

- Bewerten Sie auf einer Skala von 1 bis 10, wie intensiv Ihre Vermeidungstendenzen in verschiedenen Situationen sind.
- Überlegen Sie, ob es Muster oder Gemeinsamkeiten zwischen den Situationen gibt.

### Umkehrung/Verbesserung:

- Setzen Sie sich kleine, realistische Ziele, um sich schrittweise den vermiedenen Situationen zu stellen.
- Üben Sie positive Selbstgespräche und Affirmationen, um sich mental auf die Konfrontation vorzubereiten.
- Visualisieren Sie positive Ergebnisse und Erfolge in den vermiedenen Situationen.

## Welchen Preis zahle ich dafür?

**Leitfrage:**

Was sind die langfristigen Konsequenzen und Nachteile Ihres Vermeidungsverhaltens?

**Unterfragen:**

- Welche persönlichen oder beruflichen Chancen haben Sie durch Ihre Vermeidung verpasst?
- Wie beeinflusst Ihr Vermeidungsverhalten Ihre Beziehungen und Ihr soziales Leben?
- Welche Kosten entstehen durch Ihre Vermeidung in Bezug auf Ihr Wohlbefinden und Ihre Lebensqualität?

### Übungen:

**Kosten-Nutzen-Analyse:**

- Erstellen Sie eine Tabelle, in der Sie die kurzfristigen „Vorteile" und die langfristigen Kosten Ihres Vermeidungsverhaltens gegenüberstellen.
- Reflektieren Sie, ob die kurzfristige Erleichterung die langfristigen Nachteile wirklich wert ist.

**Lebensbereich-Analyse:**

- Untersuchen Sie, wie sich Ihr Vermeidungsverhalten auf verschiedene Bereiche Ihres Lebens auswirkt (z.B. Karriere, Freundschaften, Gesundheit).
- Schreiben Sie auf, welche spezifischen Gelegenheiten oder Erfahrungen Sie aufgrund Ihrer Angst verpasst haben.

**Vision Board:**

- Erstellen Sie ein Vision Board, das zeigt, was Sie erreichen könnten, wenn Sie Ihre Ängste überwinden würden.
- Nutzen Sie Bilder und Wörter, die Ihre Wünsche und Ziele visualisieren, und kleben Sie diese auf ein großes Plakat, welches Sie sichtbar in Ihrer Wohnung an der Wand anbringen können. So können Sie sich jederzeit mit Ihren Wünschen verbinden.

**Umkehrung/Verbesserung:**

- Entwickeln Sie ein Bewusstsein für die positiven Veränderungen, die sich aus dem Überwinden Ihres Vermeidungsverhaltens ergeben würden.

- Suchen Sie nach kleinen Erfolgserlebnissen und belohnen Sie sich selbst für jeden Schritt in Richtung Konfrontation.
- Arbeiten Sie an der Stärkung Ihres Selbstvertrauens durch positive Bestätigung und Unterstützung von Freunden und Familie.

## Selbstfürsorge:

Entwickeln Sie Routinen und Praktiken der Selbstfürsorge, um sich selbst zu belohnen und Ihre Selbstmotivation zu stärken.

**Beispiel:**
Verbringen Sie regelmäßig Zeit in der Natur, sei es durch Spaziergänge im Wald, Gartenarbeit oder einfaches Verweilen an einem ruhigen Ort im Freien. Der Kontakt mit der Natur kann beruhigend wirken und Ihre Stimmung verbessern.

**Umsetzung**:

- Planen Sie feste Zeiten in Ihrem Wochenplan ein, um nach draußen zu gehen, z. B. jeden Samstagvormittag.
- Suchen Sie sich nahegelegene Parks oder Naturschutzgebiete, die Sie regelmäßig besuchen können.
- Kombinieren Sie Naturaufenthalte mit Achtsamkeitsübungen wie bewusstem Atmen oder der Wahrnehmung Ihrer Umgebung.

## Pflegen von sozialen Kontakten

**Beispiel:**
Nehmen Sie sich bewusst Zeit, um sich mit Freunden und Familie auszutauschen. Soziale Kontakte sind wichtig für das emotionale Wohlbefinden und können Unterstützung und Trost bieten.

**Umsetzung**:

- Planen Sie regelmäßige Treffen oder Telefonate mit Ihren Liebsten ein.
- Nutzen Sie moderne Kommunikationsmittel wie Videoanrufe, um auch auf Distanz in Verbindung zu bleiben.
- Organisieren Sie kleine, entspannte Treffen, bei denen Sie gemeinsam etwas unternehmen, das Ihnen Freude bereitet, wie Kochen, Spieleabende oder gemeinsame Spaziergänge.

## Hobbys und Interessen nachgehen

**Beispiel:**
Widmen Sie sich regelmäßig Hobbys und Interessen, die Ihnen Freude bereiten und Ihnen helfen, sich zu entspannen. Das können Aktivitäten wie Lesen, Stricken, Gartenarbeit oder das Erlernen eines Musikinstruments sein.

**Umsetzung**:

- Reservieren Sie wöchentliche Zeitfenster, die nur für Ihre Hobbys bestimmt sind.
- Schließen Sie sich Vereinen oder Gruppen an, die Ihre Interessen teilen, um sich auszutauschen und zu motivieren.
- Setzen Sie sich kleine Ziele innerhalb Ihrer Hobbys, wie das Lesen eines Buches pro Monat oder das Erlernen eines neuen Songs auf dem Klavier.

## Wie sähe mein Leben ohne die Einschränkungen aus, die mit dieser Vermeidungshaltung einhergehen?

**Leitfrage:**

Wie würde sich Ihr Leben verändern, wenn Sie Ihre Ängste und das damit verbundene Vermeidungsverhalten überwinden würden?

**Unterfragen:**

- Welche neuen Möglichkeiten und Erfahrungen könnten Sie genießen?
- Wie würden sich Ihr Selbstbild und Ihr Selbstwertgefühl verbessern?
- Welche Auswirkungen hätte es auf Ihre Beziehungen und Ihr soziales Leben?

## Übungen:

## Zukunftsbild malen:

- Schreiben Sie einen detaillierten Brief an Ihr zukünftiges Selbst, in dem Sie beschreiben, wie Ihr Leben ohne die Einschränkungen Ihrer Ängste aussieht.
- Seien Sie so spezifisch wie möglich und beschreiben Sie, wie Sie sich fühlen, was Sie tun und wie Sie sich weiterentwickelt haben. Behalten Sie bei diesem Brief auch unbedingt die positive Sprache bei.

**Positives Tagebuch:**

- Führen Sie ein Tagebuch, in dem Sie täglich mindestens eine positive Sache notieren, die Sie erlebt haben oder die Ihnen gelungen ist, trotz Ihrer Ängste.
- Reflektieren Sie regelmäßig über Ihre Fortschritte und Erfolge.

**Ressourcen-Liste:**

- Erstellen Sie eine Liste mit Ressourcen und Unterstützungsangeboten, die Ihnen helfen können, Ihre Ängste zu überwinden (z. B. Bücher, Kurse, Therapeuten, Selbsthilfegruppen).
- Setzen Sie sich konkrete Ziele, welche Ressourcen Sie nutzen möchten, und planen Sie, wie Sie diese in Ihren Alltag integrieren können. Überlegen Sie, welchen zeitlichen Rahmen Sie dafür einplanen können.

**Umkehrung/Verbesserung:**

- Visualisieren Sie regelmäßig Ihr Leben ohne die Einschränkungen Ihrer Ängste und erinnern Sie sich daran, warum es sich lohnt, daran zu arbeiten.
- Entwickeln Sie einen konkreten Plan mit kleinen, machbaren Schritten, um sich nach und nach mit Ihren Ängsten zu konfrontieren und Ihr volles Potenzial zu entfalten.

**Vorbilder und Geschichten:**

- Suchen Sie sich Vorbilder und Geschichten von Menschen, die ihre Ängste erfolgreich überwunden haben, um sich inspirieren zu lassen und sich zu motivieren.
- Lernen Sie von deren Erfahrungen und wenden Sie deren Strategien auf Ihre eigene Situation an.

# Das Anti-Angst-Methoden-Kit

Eine Sache dürfen Sie auf Ihrem Weg zu einem Leben ohne generalisierte Angststörung niemals vergessen: Sie werden nicht von heute auf morgen völlig frei von Angst sein. Vielmehr durchleben Sie eine Reise mit Höhen und Tiefen. Das heißt im Klartext: Auf Ihrem Weg zu einem freien Leben werden Sie immer wieder mit Ängsten konfrontiert sein. Das bedeutet jedoch nicht, dass Sie oder die Methoden, die Sie zur Bekämpfung der Angst anwenden, versagt haben. Ganz im Gegenteil: Angstbesetzte Situationen geben Ihnen die Möglichkeit, die erlernten Methoden anzuwenden und so gestärkt aus diesen Situationen hervorzugehen. Was zählt, ist also nicht, dass Sie nie wieder Angst erleben, sondern dass Sie die richtigen Anti-Angst-Methoden kennen, mit deren Hilfe Sie Ihre Angst bändigen können. Im folgenden Kapitel geht es genau darum: Lernen Sie praxisorientierte Methoden kennen, die Sie effektiv in angstbesetzten Situationen anwenden können, um Ihren Fokus weg von der Angst zu lenken. Wichtig zu erwähnen ist an dieser Stelle, dass natürlich jeder Mensch individuell ist – genauso unterschiedlich wie auch die Ängste, die Betroffene begleiten. Das heißt, dass für jedes Individuum eine andere Methode am besten funktioniert. Welche Anti-Angst-Methode für Sie am besten geeignet ist, können Sie selbst herausfinden. Wie? Ganz einfach: Probieren Sie die verschiedenen Methoden aus und Sie werden merken, welche der Übungen Ihnen am meisten liegt. Häufig stellt sich auch eine Kombination aus mehreren Methoden als passend heraus.

## Body-Scan und autogenes Training

Wenn es um Selbsthilfe in Bezug auf Ängste geht, spielen ganz besonders Entspannungstechniken eine große und wichtige Rolle. Nun geht es um zwei besonders effektive Entspannungsmethoden:

- den Body-Scan und
- das autogene Training.

Es handelt sich hierbei um Methoden, die gezielt Körper und Geist entspannen, Stress abbauen und so Ängsten vorbeugen.

### Der Body-Scan

Beim sogenannten „Body-Scan" handelt es sich um eine Art der Achtsamkeitsübungen, die sich besonders gut für Anfänger eignet. Selbstverständlich kann sie aber auch von bereits erfahreneren Personen angewendet werden. Durchgeführt wird der Body-Scan meist im Liegen, doch auch das Sitzen ist möglich. Spüren Sie einfach in sich hinein, was Ihnen jetzt guttut. Er kann unter Anleitung oder – wie auch hier – selbstständig erfolgen.

**Wichtig:**
Beim Body-Scan liegt die Konzentration – wie der Name bereits vermuten lässt – auf einzelnen Teilen des eigenen Körpers. Dies geschieht, indem die Aufmerksamkeit gezielt auf die jeweiligen Körperstellen gerichtet wird. Viele Personen beschreiben infolge der Aufmerksamkeit sogar ein Gefühl von Wärme oder Kribbeln in den entsprechenden Körperpartien.

Wie lange Sie einzelnen Körperregionen Aufmerksamkeit schenken möchten, bleibt dabei Ihnen überlassen. Von wenigen Sekunden bis zu mehreren Minuten ist alles möglich. Zusätzlich empfiehlt es sich, auf die eigene Atmung zu achten. Zu beachten ist außerdem Folgendes: Sämtliche Empfindungen, die dabei aufkommen, sollen nicht bewertet oder beurteilt, sondern einfach nur wahrgenommen werden. Auch aufkommende Gedanken lassen Sie an sich vorbeiziehen. Dies gelingt durch die Fokussierung auf bestimmte Körperteile. Um schließlich wieder aus dem meditativen Zustand zu erwachen, konzentrieren Sie sich in der letzten Phase des Body-Scans auf den gesamten Körper. Diese ganzheitliche Wahrnehmung sorgt für ein sanftes Erwachen. Danach sollte sich Ihr Körper warm und entspannt anfühlen. Ihre Gedanken sind ruhig und die Ängste ruhen.

## Meditation: Body-Scan

Im Jahr 2019 wurde eine Studie zu regelmäßigem Body-Scan-Training durchgeführt. Die Ergebnisse zeigten Erstaunliches: Die Teilnehmer wurden zufällig zwei verschiedenen Gruppen zugeteilt: Entweder wurden sie Teil einer Interventionsgruppe, die regelmäßig über einen Zeitraum von 8 Wochen Body-Scan-Übungen durchführte, oder Teil einer Kontrollgruppe. Die Teilnehmer der Kontrollgruppe hörten unter denselben Bedingungen Hörbuch-Ausschnitte an. Die Auswertungen der Ergebnisse zeigten, dass sich die regelmäßigen Auszeiten auf die Mitglieder beider Gruppen positiv auswirkten. Das psychologische Stresslevel sank nachweislich. Bei den Teilnehmern der Body-Scan-Gruppe sank jedoch nicht nur das psychologische, sondern auch das physiologische Stresslevel nachweislich. In ihren Körpern wurden tatsächlich verringerte Werte des Stresshormons Cortisol festgestellt. Zudem wurde eine erhöhte Konzentration des Steroidhormons DHEA gefunden. Das vermehrte Auftreten von diesem wird mit einer längerfristigen Abnahme von Stress in Verbindung gebracht.

**Übrigens:**
Das Steroidhormon DHEA (Dehydroeiandrosteron) wird von den Nebennieren produziert und ist ein sogenanntes „Vorläuferhormon", das im Körper in verschiedene Hormone (z. B. Testosteron) umgewandelt werden kann. DHEA spielt vor allem für die Immunfunktion, den Stoffwechsel und die Stressbewältigung eine wichtige Rolle. Da es in jungen Jahren am meisten produziert wird, ist es auch als „Jugendhormon" bekannt.

### Tipps zur Steigerung von DHEA im Körper

- Steigern Sie Ihren DHEA-Wert im Körper auf völlig natürliche Art und Weise, indem Sie Kräuter und Wurzeln, wie Sibirischen Ginseng, Banat-Ginseng oder die Taiga-Wurzel, zu sich nehmen und in Ihre tägliche Küche integrieren
- Empfohlen wird zudem eine chromreiche Ernährung, die wichtige Stoffe liefert, um die Produktion von DHEA im Körper anzukurbeln. Besonders viel Chrom ist in Meeresfrüchten und Vollkornprodukten enthalten.
- Vollkornprodukte und Weizenkeime werden ebenfalls empfohlen, wenn Sie die Konzentration von DHEA steigern möchten.
- Sorgen Sie außerdem dafür, ausreichend Flüssigkeit zu sich zu nehmen. Schwarzer Tee scheint dazu beitragen zu können, DHEA natürlich zu erhöhen.

### Die Body-Scan-Meditation:

*Audiodatei 1*

Machen Sie es sich bequem, bevor es gleich auf eine kleine Reise durch Ihren Körper geht. Setzen oder legen Sie sich bequem hin und schließen Sie sanft Ihre Augen. Beginnen Sie nun, sich auf Ihre Atmung zu konzentrieren. Atmen Sie ganz ruhig ein und wieder aus. Ein und aus. Nehmen Sie Ihren Atem ganz bewusst wahr und blenden Sie Ihre Umgebung langsam aus.

Atmen Sie nochmals tief und ruhig ein und befreien Sie sich durch die Ausatmung von jeglicher Anspannung in Ihrem Körper. Sie können förmlich spüren, wie Sie die Anspannung verlässt und Ihr Körper mit jedem Atemzug immer schwerer wird. Lassen Sie Ihren Körper weiter zur Ruhe kommen und konzentrieren Sie sich auf Ihre körperliche Wahrnehmung. Aufkommende Gedanken ziehen einfach an Ihnen vorbei – wie Wolken, die Sie am Himmel beobachten. Wir beginnen nun mit einem kleinen Body-Scan, der Sie in eine noch tiefere Entspannung versetzen wird. Konzentrieren Sie sich auf Ihre Füße und spüren Sie ganz genau, wie sie sich in diesem Moment anfühlen. Sind sie warm oder kühl? Spüren Sie Spannungen oder Unbehagen? Alle Gefühle und Empfindungen haben eine Berechtigung, ohne dass wir sie weiter bewerten. Erlauben Sie Ihren Füßen nun, sich völlig zu entspannen. Atmen Sie zu Ihren Füßen und visualisieren Sie ein weiß-goldenes Licht, das zu Ihren Füßen fließt und sie ummantelt. Vergessen Sie dabei nicht, ruhig und entspannt weiter zu atmen.

Von den Füßen wandert Ihre Aufmerksamkeit nun nach oben zu Ihren Waden und zu Ihren Knien. Spüren Sie auch dort intensiv die Muskeln und Gelenke. Was können Sie spüren? Ist da ein Kribbeln? Lassen Sie jede Spannung los, die Sie dort vielleicht verspüren, und erlauben Sie auch Ihren Waden und Ihren Knien, sich entspannt und schwer anzufühlen. Schicken Sie das heilende und entspannende Licht in diese Bereiche.

Ihre Aufmerksamkeit wandert nun weiter zu den Oberschenkeln und zu Ihrem Becken. Spüren Sie die Kontaktstellen Ihres Körpers mit dem Untergrund. Ist dieser weich oder hart? Wo genau können Sie die Berührung mit dem Boden an Ihrem Körper spüren? Nehmen Sie die Schwerkraft, die Ihren Körper sanft nach unten zieht, ganz bewusst wahr und entspannen Sie sich noch mehr. Atmen Sie weiter tief ein und aus und visualisieren Sie das weiß-goldene Licht. Lassen Sie Ihren Körper dabei schwer werden.

Wandern Sie nun gedanklich weiter zu Ihrem Bauch und Ihrer Brust. Spüren Sie, wie sich Ihr Brustkorb mit jedem Atemzug hebt und wieder senkt. Entspannen Sie Ihre Bauchmuskulatur und lassen Sie los. Dabei öffnet und weitet sich Ihr Brustkorb. Sie atmen weiter tief und ruhig. Sehen Sie mit Ihrem inneren Auge, wie der vordere Teil Ihres Körpers durch das heilende Licht leuchtet.

Ihre Aufmerksamkeit richtet sich nun auf Ihre Schultern, Ihre Arme und Ihre Hände. Lassen Sie diese Bereiche Ihres Körpers schwer und entspannt werden. Jede Anspannung lassen Sie los. Auch Ihre Hals- und Nackenmuskulatur entspannen sich mit jedem Atemzug und werden durch das weiß-goldene Licht umhüllt.

Wandern Sie nun weiter, bis Ihre Aufmerksamkeit bei Ihrem Kopf und Ihrem Gesicht angelangt ist. Entspannen Sie Ihre Gesichtszüge, Ihre Stirn und Ihre Wangen und erlauben Sie auch Ihren Kiefermuskeln, sich zu lockern. Einzig und allein Ihre Nase arbeitet weiter und atmet ganz entspannt tief ein und aus.

Nehmen Sie sich nun die Zeit, ganz bewusst wahrzunehmen, wie Ihr ganzer Körper in völliger Entspannung verweilt. Genießen Sie die Ruhe und Gelassenheit und halten Sie einen Moment inne, während Sie weiter ruhig und tief atmen. Spüren Sie, wie das heilende, reinigende und entspannende Licht durch Ihren Körper strömt, ihn durchflutet und alle Bereiche Ihres Körpers, jede kleinste Zelle, berührt. Wenn Sie sich bereit dazu fühlen, kommen Sie langsam wieder ins Hier und Jetzt zurück. Lenken Sie Ihre Aufmerksamkeit erneut auf Ihre Atmung und öffnen Sie ganz langsam und behutsam Ihre Augen. Fühlen Sie nochmals in sich hinein und spüren Sie, wie frisch und gestärkt Sie sich fühlen. Mit Hilfe dieser Meditation können Sie jederzeit in diesen Zustand zurückgelangen. Nehmen Sie die positive Energie aus dieser Übung mit in Ihren restlichen Tag und lassen Sie sich von der gerade erlangten Entspannung und Gelassenheit treiben.

## Autogenes Training

Eine weitere, sehr effektive Methode gegen Angstzustände ist das sogenannte „autogene Training". Hierbei handelt es sich um eine Entspannungstechnik, die auf Selbsthypnose basiert und darauf abzielt, sowohl den Geist als auch den Körper in einen Zustand tiefer Entspannung zu versetzen. Dieses ganzheitliche Heilverfahren wurde in den 30er Jahren von dem Nervenarzt und Physiotherapeuten J. H. Schultz (1884–1970) groß gemacht. Er entwickelte dieses Verfahren basierend auf der herkömmlichen Hypnose. Im Gegensatz zu dieser bringt man sich während des autogenen Trainings jedoch selbst in einen hypnotischen Zustand, der schließlich zu einer Regulierung des Nervensystems und damit zu einem Wohlbefinden im körperlich-seelischen Entspannungszustand führt. Ähnlich wie in vorherigen Übungen wird hier mit der Kraft der Vorstellung gearbeitet. Ziel des autogenen Trainings ist es, sich schlussendlich durch reine Vorstellungskraft in einen Zustand der Entspannung zu versetzen und damit Stress und Ängste abzubauen. Alles, was Sie dafür brauchen, ist ein wenig Übung und eine kleine Portion Fantasie.

Autogenes Training ist übrigens nicht nur eine tolle Methode gegen Ängste, sondern schenkt noch weitere Vorteile. Unter anderem kann es folgende Effekte haben:

- Muskelverspannungen oder Haltungsschäden können abgebaut werden
- Magen- und Darmstörungen können positiv beeinflusst werden
- chronische Schmerzen, zum Beispiel Kopfschmerzen oder Migräne, können sich zurückbilden
- die Leistungsfähigkeit steigert sich
- Abbau von Konzentrationsstörungen
- Erwartung eines positiven Effekts bei psychischen Belastungen
- Finden von innerer Ruhe und mehr Gelassenheit
- Linderung von Ängsten

Sie sehen also: Autogenes Training bringt zahlreiche Vorteile mit sich und wirkt sich damit nicht nur positiv auf Ihre Angststörung, sondern auf Ihr komplettes Leben aus. Die gute Nachricht: Autogenes Training hört sich erst einmal viel komplizierter an, als es ist. Im Grunde kann es jeder ganz einfach erlernen. Natürlich wird es dem einen etwas leichter, dem anderen etwas schwerer fallen. Mit etwas Übung und der richtigen Anleitung werden aber auch Sie schon bald Erfolge auf diesem Gebiet erzielen. Im Folgenden finden Sie klassische Übungen, die sich für Anfänger eignen und einen ersten Vorgeschmack darauf geben, was mit Hilfe der eigenen Gedanken alles möglich ist.

### Übung 1: Die Schwereübung

Besonders diese Übung eignet sich hervorragend für Anfänger. Hierbei wird mit Muskelentspannung gearbeitet, was ein Gefühl der „Schwere“ verursacht. Von diesem Effekt hat die Übung auch ihren Namen. Alles, was Sie für diese Übung benötigen, ist ein Stuhl.

**So gehen Sie vor:**

- Begeben Sie sich an einen ruhigen Ort, an dem Sie sich wohl fühlen. Wichtig ist zudem, dass Sie dort für die nächsten 10 Minuten ungestört sind.
- Setzen Sie sich auf den Stuhl und begeben Sie sich in die sogenannte „Kutscherhaltung“, das heißt: Beugen Sie Ihren Oberkörper leicht nach vorne. Ihre Unterarme ruhen dabei auf den Oberschenkeln. Sowohl der Kopf als auch der Nacken hängen sanft nach unten. Alternativ können Sie sich auch auf einen weichen Untergrund auf dem Boden legen und sich dort völlig entspannen. Hierbei liegen die Arme entspannt neben Ihnen.
- Nun schließen Sie die Augen.
- Konzentrieren Sie sich auf Ihren rechten Arm (Anmerkung: Linkshänder sollten mit dem linken Arm beginnen). Spüren Sie die Schwere in Ihrem Arm. Je mehr Sie sich auf Ihren Arm konzentrieren, desto schwerer wird er.
- Steigern Sie nun das Gefühl der Schwere ganz bewusst, indem Sie mit Suggestion arbeiten. Sagen Sie in Ihren Gedanken: „Mein rechter (linker) Arm ist ganz schwer.“ Wiederholen Sie diesen Satz einige Male.
- Sie spüren nun, wie Ihr Arm immer schwerer wird. Gleichzeitig macht sich aber auch eine tiefe Entspannung breit.
- Nun weiten Sie die Übung wie oben beschrieben auch auf den anderen Arm aus. Anschließend gehen Sie über zu den Beinen. Achten Sie hierbei darauf, dass Sie Ihren Text bzw. Ihre Gedanken möglichst genau anpassen. Auch dies hat einen Effekt auf die Wirkung der Übung.
- Diese Übung können Sie beliebig lange ausführen – so lange, wie Sie sich selbst wohl damit fühlen und den Zustand der Schwere und Entspannung genießen können.

• Um das autogene Training zu beenden und diese Übung zu verlassen, brauchen Sie lediglich Ihre Muskeln bewusst wieder anzuspannen. Sie können hierzu beispielsweise eine Faust machen. Am besten strecken Sie sich nach der Übung kurz und öffnen anschließend die Augen. Der tiefe Entspannungszustand wird dadurch wieder aufgehoben, was sich in der Fachsprache „Rücknahme" nennt.

### Übung 2: Die Wärmeübung

Die sogenannte „Wärmeübung" funktioniert sehr ähnlich wie die Schwereübung. Allerdings suggerieren Sie dem Körper bei dieser Übung im Gegensatz zur vorherigen Übung, dass dieser ganz warm ist. Ziel der Übung ist es, dass sich tatsächlich die Blutgefäße weiten und es dadurch zur körperlichen Entspannung und Beruhigung kommt. Auch diese Übung können Sie wahlweise auf einem Stuhl in der Kutscherhaltung oder auf dem Boden liegend durchführen. Wiederholen Sie für diese Übung folgende Sätze (jeweils an den entsprechenden Körperteil angepasst): „Mein rechter Arm ist ganz warm." Wiederholen Sie die Schritte der vorherigen Schwereübung in angepasster Form, bis eine vollkommene Entspannung eintritt. Die Übung beenden Sie wie zuvor beschrieben.

Weitere Sätze, die Sie während der Übung zur Beruhigung und Entspannung einbauen können:

- „Ich bin in vollkommener Sicherheit."
- „Ich bin zu jeder Zeit behütet und beschützt."
- „Mein Leben darf leicht sein."
- „Heilung darf leicht sein."
- „Ich kann alles schaffen, was ich mir vornehme."
- „Ich bin gut, so wie ich bin."
- „Ich bin unperfekt perfekt."
- „Ich habe es verdient, glücklich zu sein."
- „Meine Ecken und Kanten machen mich einzigartig."

Indem Sie diese Aussagen immer wieder wiederholen, verinnerlichen Sie diese und fangen an, diese zu glauben und aufzunehmen. Sie können sich also gerne Ihre eigenen Affirmationen zurechtlegen und diese in Ihr autogenes Training einbauen.

## Übung 3: Die Atemübung

Sicherlich kennen Sie das: Bei Panik und Angst fällt das Atmen häufig besonders schwer. Nicht umsonst heißt es oft: „Mir bleibt der Atem weg." Diese Übung ist daher besonders gut gegen Ängste, Aufregung oder Lampenfieber geeignet, da sie hilft, zurück zur inneren Mitte zu finden.

Wiederholen Sie – ähnlich wie bei den vorherigen Übungen – entweder laut oder in Ihrem Kopf die Formel: „Meine Atmung ist ganz ruhig." Ziel ist es, dadurch eine entspannte, ausgleichende und langsame Atmung zu erlangen. Wiederholen Sie die Formel einige Male – so oft, bis tatsächlich ein Zustand der Entspannung und eine ruhige Atmung eintreten. Mit Hilfe dieser Übung zeigen Sie Ihrem Körper, dass keine reale Gefahr besteht und er sich infolgedessen entspannen kann. Dadurch reguliert sich automatisch die Atmung.

Letztendlich hängt der Erfolg der eben vorgestellten Methoden stark davon ab, inwiefern Betroffene sich darauf einlassen können. Für die Durchführung der Übungen ist ein gewisses Maß an Vorstellungskraft notwendig. Gerne können Sie diese Methoden auch im Rahmen Ihrer Therapie ansprechen. Häufig können Experten dabei helfen, die Übungen zu optimieren und an Sie und Ihre individuellen Anforderungen perfekt anzupassen.

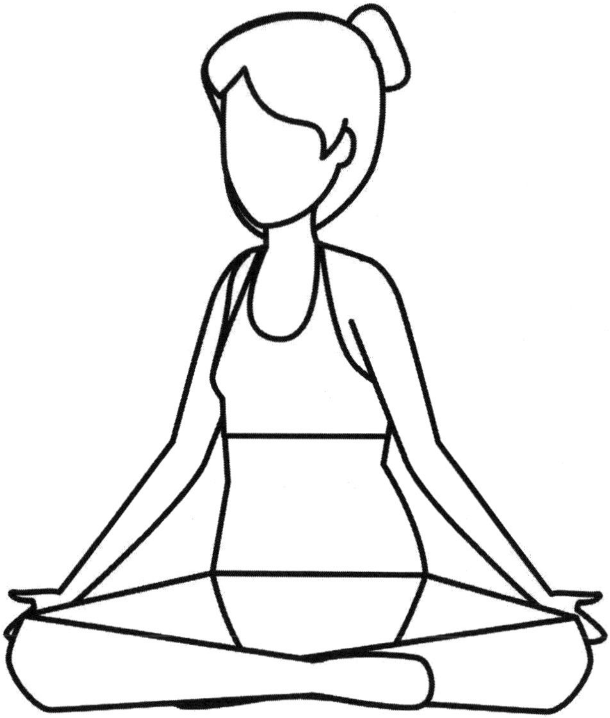

# Die Macht der inneren Bilder: Positive Visualisierungen

Auch die Kraft der Visualisierung darf bei der Linderung einer generalisierten Angststörung nicht unterschätzt werden. Visualisierungen sind eine äußerst effektive Methode, um das Nervensystem zu beruhigen und gleichzeitig Ängste abzubauen. Alles, was Sie dafür brauchen, tragen Sie bereits in sich: Ihre Vorstellungskraft. Diese verwenden Sie hierbei dazu, um friedliche und beruhigende Bilder in Ihrem Kopf zu erschaffen. Dabei kann es sich um sanfte Szenen wie einen Wald, einen Strand oder einen Berg handeln. Während Sie sich auf diese Vorstellung konzentrieren, entstehen Gefühle der Entspannung und Leichtigkeit. Aber auch andere Vorstellungen können sehr kraftvoll und effektiv sein: Zum Beispiel die Vorstellung davon, die eigenen Ziele zu erreichen. Auch die Visualisierung von positiven Gefühlen, beispielsweise anderen Menschen gegenüber, kann zur Linderung von Ängsten eingesetzt werden. Vor allem das regelmäßige Üben der Visualisierung wird Ihre Fähigkeit verbessern, Ängste abzubauen, und Gelassenheit im Alltag fördern.

## Die Macht der Visualisierung verstehen lernen

Wie Sie bereits aus vorherigen Kapiteln wissen, haben Sie einen großen Einfluss auf Ihre Gedanken. Dies gilt auch in Bezug auf Visualisierungen: Indem Sie positive und entspannende Szenarien gedanklich visualisieren, aktivieren Sie in Ihrem Gehirn eine Entspannungsreaktion, was wiederum zu einem Gefühl von Ruhe und Leichtigkeit führt.

Die Forschung hat in der Vergangenheit bereits mehrmals gezeigt, dass Visualisierung ein wirksames Mittel zum Abbau von Ängsten sein kann. Sie können dadurch jedoch nicht nur Ängste abbauen, sondern auch allgemein zu mehr Ruhe und Gelassenheit finden. Vor allem in Kombination mit anderen Methoden, wie zum Beispiel Atemübungen, hat sich die Visualisierung als sehr wirksam erwiesen.

### Techniken

Wie bei fast jeder Methode gibt es auch bei der Visualisierung verschiedene Techniken, die zum Einsatz kommen können. Am effektivsten wirkt die Visualisierung, wenn Sie eine Technik finden, die am besten zu Ihren persönlichen Bedürfnissen passt. Besonders beliebt ist unter Angstpatienten zum Beispiel die Schaffung eines mentalen Zufluchtsortes. Hierbei handelt es sich um eine für Sie persönlich friedliche und ruhige Umgebung, die Sie visualisieren und zu der Sie in beunruhigenden Momenten „flüchten". Diesen Ort visualisieren Sie mit all seinen Facetten: Stellen Sie sich die Gerüche,

Geräusche und Empfindungen vor Ort vor. Je mehr Details Sie visualisieren, desto leichter fällt Ihnen das Verweilen an dem Ort und die Rückkehr zu diesem. Ob Sie diesen Ort bereits kennen oder er aus Ihrer Fantasie stammt, ist dabei völlig unwichtig.

Eine alternative Technik ist die sogenannte „geführte Imagination“. Diese ist ein aufgezeichnetes Skript, das Sie durch eine Visualisierungsübung führt. Eine beispielhafte Visualisierungsübung finden Sie im Folgenden.

## Hilfsmittel zur Visualisierung

Gerade zu Beginn ist das Visualisieren keine leichte Übung. Um Visualisierung zu erleichtern, gibt es daher bestimmte Hilfsmittel, die eingesetzt werden können. Ein beliebtes Hilfsmittel ist zum Beispiel das sogenannte „Vision Board“. Hierbei handelt es sich um eine Collage aus Bildern, Wörtern, Bestrebungen, Zielen oder Zitaten. Dieses Vision Board stellen Sie selbst zusammen. Es wird Ihnen bei der Visualisierung Ihres Zufluchtsortes helfen, indem es Ihnen konkrete Anhaltspunkte liefert und als Inspiration dient.

Auch Affirmationen – also positive Aussagen – können bei der Visualisierung als Hilfsmittel verwendet werden. Wenn Sie sich an einen bestimmten Ort versetzen oder ein bestimmtes Szenario visualisieren wollen, ist es hilfreich, entsprechende Aussagen laut zu wiederholen.

Letztendlich ist es wichtig, herauszufinden, welches Hilfsmittel für Sie am besten geeignet ist und wie Sie es schaffen können, Visualisierung effektiv einzusetzen.

## Übung: Visualisierung von Mitgefühl zur Linderung von Ängsten

Besonders hat sich die folgende Visualisierungs-Übung im Kampf gegen übermächtige Ängste bewährt: die Visualisierung von Mitgefühl. Doch woran liegt das? Wer sich in Mitgefühl übt, kultiviert ein Gefühl von Freundlichkeit und tiefem Verständnis für sich selbst und auch für die Menschen im näheren Umfeld. Diese Übung kann dabei helfen, negative Selbstverurteilungen hinter sich zu lassen und einen inneren Frieden zu finden.

**So gehen Sie vor:**

- Suchen Sie sich einen ruhigen Ort, an dem Sie entspannen können und ungestört sind. Wichtig ist, dass Sie dort nicht abgelenkt werden.
- Schließen Sie nun Ihre Augen. Atmen Sie tief ein und wieder aus. Bei jedem Atemzug entspannen Sie Ihren Körper mehr und mehr.
- Visualisieren Sie nun in Ihren Gedanken eine friedliche Szene. Das kann zum Beispiel ein kleiner Blumengarten sein oder ein stiller See.
- Tauchen Sie in diese Vorstellung völlig ein und nehmen Sie die Details der imaginären Umgebung wahr. Was riechen Sie? Was fühlen Sie? Was sehen und hören Sie?

• Stellen Sie sich nun vor, dass Sie Wellen der Liebe und des Mitgefühls zu sich selbst senden. Diese erreichen Sie als ein warmes und heilendes weißes Licht, das Sie schließlich völlig umfasst.

• Diese Erfahrung können Sie nun im Rahmen Ihrer Visualisierung auf andere Personen erweitern. Stellen Sie sich vor Ihrem geistigen Auge eine Ihnen nahestehende Person vor. Senden Sie dieser Person ebenfalls ein Licht aus Liebe und Mitgefühl. Spüren Sie die Verbindung zwischen sich und der Person. Seien Sie gewiss, dass Sie mit Ihren Ängsten und Problemen nicht alleine sind.

• Visualisieren Sie, wie sich dieses von Ihnen ausgehende Mitgefühl auf alle Wesen ausbreitet und die gesamte Erde ummantelt. Spüren Sie, wie es Wellen schlägt und dadurch Frieden und Gelassenheit auf der ganzen Welt entstehen.

## Verbesserung der Visualisierung mit Hilfe von Atemübungen

Für maximale Erfolge können Sie Ihre Visualisierungstechniken mit Atemübungen kombinieren. Dadurch wird die Entspannung intensiviert und der Stressabbau maximiert. Eine besonders effektive Atemübung, die Sie während einer Visualisierung anwenden können, ist die sogenannte „Zwerchfellatmung“. Atmen Sie hierfür nicht nur oberflächlich in Ihren Brustkorb, sondern tief in das Zwerchfell hinein. Nehmen Sie hierfür eine bequeme Haltung ein und legen Sie eine Hand auf die Brust, die andere Hand auf den Bauch. Atmen Sie nun tief durch die Nase ein. Dabei sollte sich Ihr Bauch spürbar heben. Atmen Sie anschließend langsam und ruhig durch den Mund aus. Dabei sollte sich der Bauch wieder senken.

## Die Macht der Regelmäßigkeit

Wie bei so vielen Methoden heißt es auch bei der Visualisierung: Übung macht den Meister! Aber nicht nur das – wichtig ist hier vor allem eine gewisse Regelmäßigkeit, um vom vollen Effekt zu profitieren. Integrieren Sie das Visualisieren in Ihren Alltag und lassen Sie daraus eine Routine entstehen. Keine Sorge – das bedeutet nicht, dass Sie mehrmals täglich visualisieren müssen. Versuchen Sie lieber, freie Minuten effektiv zu nutzen, um Kraft und Energie durch Visualisierung zu gewinnen. Zum Beispiel können Sie täglich vor dem Schlafengehen visualisieren und so eine Routine etablieren.

# Den Atem regulieren

Von der Macht der richtigen Atmung in Bezug auf die Überwindung von Ängsten war bereits mehrfach die Rede. Doch die richtige Atmung ist nicht nur in Kombination mit anderen Methoden – wie zum Beispiel der Visualisierung – enorm effektiv, sondern auch als Methode an sich. Das Sprichwort „Einfach mal tief durchatmen" kommt also nicht von ungefähr. Das Tolle an der Regulierung des Atmens: Diese Methode kann nicht nur vorbeugend gegen Angst und Panik eingesetzt werden, sondern tatsächlich auch akut während einer Panikattacke. Die Fokussierung auf den eigenen Atem hat eine beruhigende Wirkung und schwächt Angst ab. Wichtig ist hierbei, dass Sie eine (anstehende) Panikattacke so früh wie möglich erkennen, um möglichst früh durch Atmung gegensteuern zu können. Hierfür ist es wichtig, dass Sie sich und Ihr Verhalten während einer Panikattacke gut kennen. Wie bereits erwähnt, sind hierfür Angsttagebücher und die Skalierung von Angst sinnvoll.

Warum sind nun aber Atemübungen bei Panikattacken so sinnvoll? Um dies zu verstehen, lohnt sich ein kleiner Ausflug in die Biologie. Wie in so vielen Fällen ist auch hierfür das zentrale Nervensystem verantwortlich. Es ist in erster Linie dafür zuständig, alle Reize weiterzuleiten – so zum Beispiel bestimmte Gedanken, die anschließend in Körperbewegungen umgesetzt werden. Zu unserem zentralen Nervensystem gehört auch das vegetative Nervensystem. Dieses ist für die Steuerung autonomer Mechanismen verantwortlich, wie beispielsweise den Herzschlag, den Stoffwechsel oder eben auch die Atmung. Diese Mechanismen laufen in der Regel automatisch und ohne unser Zutun ab. Im Grunde können wir diese Mechanismen auch nicht weiter beeinflussen. Dieses System hat zwei Gegenspieler: Den Sympathikus auf der einen und den Parasympathikus auf der anderen Seite. Bei Angst oder in anderen Situationen, in denen der Körper leistungsbereit sein muss, wird der Sympathikus aktiv: Er versetzt unseren Körper in Alarmbereitschaft, was einen erhöhten Herzschlag, eine vermehrte Durchblutung und eine schnellere Atmung nach sich zieht. Der Körper wird so auf eine womöglich drohende Gefahr vorbereitet.

Der Parasympathikus ist hingegen für Regeneration und Ruhe verantwortlich. Er verlangsamt unseren Herzschlag und die Atmung und senkt den Blutdruck. Und genau an dieser Stelle kommt der Trick: Während einer Panikattacke ist der Sympathikus voll aktiv. Indem unter anderem unsere Atemfrequenz erhöht wird, bereitet sich unser Körper auf Gefahr vor. Wenn Sie nun aber aktiv gegensteuern und bewusst langsam und ruhig atmen, senden Sie Ihrem vegetativen Nervensystem das Signal: „Moment, hier ist alles in Ordnung! Es gibt keine Gefahr!" Damit wird der Parasympathikus aktiv und der Sympathikus beruhigt sich. Folgende

Übungen können Sie konkret während einer Panikattacke oder zur Vorbeugung Ihrer Angst anwenden:

## Übung 1: Achtsames Atmen

Wenn Sie mitten in einer Panikattacke stecken, sollten Sie Ihren Fokus ganz bewusst auf Ihre Atmung legen. Nehmen Sie wahr, wie Sie gerade atmen. Sie werden feststellen, dass Sie in Ihrer Angst viel zu schnell und zu flach atmen. Viele Betroffene atmen in zu kurzer Zeit zu viel Luft ein, weil Sie Angst haben, zu wenig Luft zu bekommen. Versuchen Sie daher zuerst, die Atmung allgemein zu verlangsamen. Zudem ist es wichtig, dass Sie die Atmung in Ihren Bauch verlagern. Der Grund hierfür: Meist wird während einer Panikattacke überwiegend in die Brust geatmet, was zu einer geringen Sauerstoffversorgung führt. Legen Sie hierzu gerne unterstützend Ihre Hand auf den Bauch und fühlen Sie die Bewegungen. Beginnen Sie nun, ruhig, tief und voll zu atmen. Lenken Sie Ihre Gedanken immer wieder zurück auf Ihre Atmung und nehmen Sie die Luftströme ganz bewusst von der Nasenspitze bis in Ihren Bauch wahr. Nehmen Sie alles ganz bewusst wahr: die Wärme oder auch Kälte der Luft, die Bewegung dieser und Ihres eigenen Körpers und Ihr Empfinden dabei. Kommen Sie so wieder im Hier und Jetzt an.

## Übung 2: Die Lippenbremse

Auch diese Übung zielt darauf ab, die Atmung während einer Panikattacke wieder besser regulieren zu können. Die Bezeichnung „Lippenbremse" hört sich erst einmal ein wenig merkwürdig an, tatsächlich ist diese Übung aber sehr effektiv und unbedingt einen Versuch wert!

Beginnen Sie damit, in die Nase einzuatmen. Spitzen Sie anschließend Ihre Lippen und öffnen Sie dabei Ihren Mund einen Spalt weit. Atmen Sie nun durch den Mund aus. Sie werden einen Widerstand bemerken – und das ist auch gut so. Sie können durch diese Lippenstellung zwar ausatmen, allerdings wird die Atmung durch die Lippen gebremst. Zusätzlich kann dieser Effekt unterstützt werden, indem Sie die Luft mit einem „Sss"- oder „Pfff"-Laut ausatmen. Führen Sie die Übung so lange durch, bis Sie Entspannung und Beruhigung wahrnehmen und sich Ihre Atmung beruhigt. Diese wird so zu einem natürlichen Beruhigungsmittel.

## Übung 3: 2-4-2-4-Atmung

Diese Übung gegen Angst hat einen etwas merkwürdigen Namen. Sie werden jedoch in Kürze sehen, woher dieser Name kommt. Stellen Sie sich für diese Übung aufrecht hin und nehmen Sie eine lockere und entspannte Körperhaltung ein. Alternativ können Sie auch locker sitzen. Entspannen Sie vor allem Ihre Schultern, Ihre Stirn und den Kiefer. Nun beginnen Sie, ganz ruhig und tief durch die Nase ein- und wieder auszuatmen. Schließen Sie hierzu auch gerne Ihre Augen. Beginnen Sie dann, zu zählen: Bei Ihrer Einatmung zählen Sie langsam bis 2, beim Ausatmen bis 4. Stellen Sie sich nun zusätzlich vor, dass Sie mit jedem Atemzug positive Energie aufnehmen und bei jedem Ausatmen negative Energie loswerden. Diese Übung wiederholen Sie bis zu 10-mal. Sie eignet sich übrigens auch wunderbar für zwischendurch – zum Beispiel direkt morgens nach dem Aufstehen oder abends vor dem Schlafengehen.

## Übung 4: Die kohärente Atmung

Diese Übung soll Ihnen helfen, Ihre Atmung zu regulieren, Stress abzubauen und Ihr allgemeines Wohlbefinden zu verbessern. Kohärente Atmung bedeutet, gleichmäßig und tief zu atmen, um eine harmonische Herzfrequenzvariabilität zu fördern.

Anleitung zur Übung

**Vorbereitung:**

- Finden Sie einen ruhigen Ort, an dem Sie nicht gestört werden.
- Setzen Sie sich bequem hin oder legen Sie sich hin.
- Schließen Sie die Augen und entspannen Sie sich.

**Körperhaltung:**

- Halten Sie Ihren Rücken gerade, aber nicht angespannt.
- Lassen Sie die Schultern entspannt nach unten sinken.
- Legen Sie Ihre Hände auf den Bauch, um die Bewegung Ihrer Atmung zu spüren.

**Atmung:**

- Atmen Sie langsam und tief durch die Nase ein. Zählen Sie dabei innerlich bis 5.
- Halten Sie den Atem kurz an und zählen Sie innerlich bis 2.
- Atmen Sie langsam und vollständig durch den Mund aus. Zählen Sie dabei innerlich bis 5.

- Halten Sie den Atem wieder kurz an und zählen Sie innerlich bis 2.
- Wiederholen Sie diesen Zyklus für 5 bis 10 Minuten.

**Fokussierung:**

- Konzentrieren Sie sich auf die Bewegung Ihres Bauches, wie er sich beim Einatmen hebt und beim Ausatmen senkt.
- Wenn Ihre Gedanken abschweifen, bringen Sie Ihre Aufmerksamkeit sanft wieder zurück auf Ihre Atmung.

**Abschluss:**

- Beenden Sie die Übung, indem Sie Ihre Augen langsam öffnen.
- Nehmen Sie sich einen Moment Zeit, um die Ruhe und Gelassenheit nach der Übung zu genießen.

**Tipps:**

- Üben Sie täglich zur gleichen Zeit, um eine Routine zu entwickeln.
- Verwenden Sie einen Timer, um sich nicht auf die Zeit konzentrieren zu müssen.
- Bei fortgeschrittener Übung können Sie die Atemphasen (Einatmen, Anhalten, Ausatmen) verlängern.

# Glaubenssätze

„Der Glaube bewegt Berge“ – haben Sie davon schon einmal gehört? Tatsächlich ist das nicht nur ein Sprichwort! Unsere Gedanken und Glaubenssätze haben einen wahnsinnig großen Einfluss auf unser Handeln. Dass dies tatsächlich so ist, zeigen auch Self Fulfilling Prophecys, die Sie aus diesem Buch bereits kennen. Auch wissenschaftlich gilt diese Annahme als erwiesen. Positives Denken kann also Ihr Leben positiv beeinflussen. Was viele hierbei jedoch vergessen: Natürlich haben auch negative Glaubenssätze einen großen – und eben negativen – Einfluss auf uns. Sie lassen Ängste und Unsicherheiten entstehen. Wenn diese negativen Glaubenssätze nicht aktiv beseitigt werden, können positive Glaubenssätze nie ihre ganze Wirkung entfalten. Aus diesem Grund ist es wichtig, Schritt für Schritt vorzugehen und erst negative Glaubenssätze zu entfernen, bevor Sie positive Glaubenssätze etablieren und die Macht der Gedanken so aktiv für sich und ein angstfreies Leben nutzen.

## Wie entstehen Glaubenssätze?

Beginnen wir ganz von vorne: Woher kommen eigentlich die Glaubenssätze, die wir in uns tragen? Tatsächlich entstehen viele Glaubenssätze bereits in unserer Kindheit. Die Wissenschaft geht davon aus, dass die Glaubenssätze von Kindern bis zum 7. Lebensjahr besonders formbar sind. In diesen jungen Jahren nehmen Kinder sämtliche Reize und Umwelteinflüsse ungefiltert auf, da sie zu diesem Zeitpunkt noch ohne bewussten Verstand leben. Die Erlebnisse in unserer Kindheit haben also einen großen Einfluss auf uns und unsere Glaubenssätze – auch, wenn wir uns an die meisten dieser Erlebnisse gar nicht bewusst erinnern können. All die Dinge, die wir also bis zum 7. Lebensjahr erleben, formen schließlich die frühkindliche Prägung und damit auch unsere Glaubenssätze, die wir auch noch viele Jahre später in uns tragen. Zum Teil übernehmen wir Glaubenssätze auch ganz unbewusst von Personen aus unserem Umfeld, zum Beispiel unseren Eltern. Wenn Ihre Eltern die Ansicht haben, dass Hunde sehr gefährlich sind, ist die Wahrscheinlichkeit groß, dass Sie selbst im Laufe Ihres Lebens eine große Angst vor Hunden entwickeln. Andere Glaubenssätze entstehen wiederum durch die Erfahrungen, die wir selbst machen.

**Beispiel:**
Manchmal reichen auch vermeintlich harmlose Sätze aus, die unser Leben jedoch nachhaltig prägen. Hier ist jeder Mensch in seiner Wahrnehmung sehr individuell. Kinder, die während ihrer Schulzeit von Lehrkräften Dinge hörten wie „Sport liegt dir einfach nicht" oder „Du hast wirklich gar kein Rhythmusgefühl", tragen die Annahme, dass sie unsportlich oder unmusikalisch sind, oft ein Leben lang mit sich herum und meiden sogar fortan alles, was damit zu tun hat.

Sie können sich vorstellen, wie hemmend solche negativen Glaubenssätze sein können. Häufig stehen Sie in engem Zusammenhang mit unseren Ängsten. Eine gute Visualisierung dieses Problems bietet das sogenannte „Eisbergmodell". Es ist ein hilfreiches Werkzeug, um die Struktur und Dynamik von Ängsten zu verstehen. Es illustriert, dass der sichtbare Teil eines Problems oft nur einen kleinen Teil dessen ausmacht, was tatsächlich darunterliegt. Beim Thema Ängste kann dieses Modell verdeutlichen, dass die offensichtlichen Symptome und Verhaltensweisen nur die Spitze des Eisbergs sind, während die tieferen Ursachen und Auslöser oft verborgen bleiben.

## Die Spitze des Eisbergs: Sichtbare Symptome und Verhaltensweisen

Der sichtbare Teil des Eisbergs repräsentiert die äußeren Symptome und Verhaltensweisen, die mit Ängsten einhergehen können. Dies könnten beispielsweise folgende Anzeichen sein:

- Nervosität oder Unruhe
- Vermeidungsverhalten
- körperliche Symptome wie Schwitzen, Zittern oder Herzklopfen
- Panikattacken
- Schlafstörungen

Diese Symptome sind das, was andere Menschen und oft auch die betroffene Person selbst wahrnehmen und erkennen.

## Unter der Wasseroberfläche: Verborgene Ursachen und Auslöser

Der größere, unsichtbare Teil des Eisbergs symbolisiert die tiefer liegenden Ursachen und Auslöser der Ängste, die oft unbewusst oder schwer zu identifizieren sind. Dazu können gehören:

- Negative Erlebnisse aus der Vergangenheit, die nicht ausreichend verarbeitet wurden, können Ängste auslösen und verstärken.
- negative Überzeugungen über sich selbst oder die Welt, die tief verwurzelt sind, z. B. „Ich bin nicht gut genug" oder „Die Welt ist ein gefährlicher Ort"
- Gefühle wie Wut, Trauer oder Scham, die nicht ausgedrückt wurden, können sich in Form von Angst manifestieren.
- Ängste, die durch das Beobachten oder Erleben von Angstreaktionen in der Familie oder im sozialen Umfeld erlernt wurden

Im Folgenden erfahren Sie Schritt für Schritt, wie Sie auf dem Weg zum richtigen Umgang mit Angst negative Glaubenssätze beseitigen und positive Glaubenssätze etablieren können.

## So gehen Sie gegen negative Glaubenssätze vor:

### Glaubenssätze erkennen

Der wohl grundlegendste und damit auch erste Schritt: Sie müssen Ihre eigenen negativen Glaubenssätze erkennen. Doch das ist gar nicht so einfach, wie es erst einmal klingt! Um Ihre Glaubenssätze kennenzulernen, sollten Sie sich ganz bewusst Fragen stellen und Ihre Weltanschauung kritisch beleuchten.

- Welche Annahmen haben Sie über die Welt?
- Wie denken Sie über sich selbst?
- Wie bewerten Sie sich selbst?
- Welche Vorannahmen haben Sie über das, was geschehen wird?

Falls Sie mit der Beantwortung dieser Fragen Probleme haben, sollten Sie ganz bewusst an Situationen zurückdenken, in denen es Ihnen nicht gut gegangen ist. Welche Glaubenssätze haben Sie in diesem Moment geleitet? Welche stecken hinter Ihren negativen Gedanken und Ihrem Verhalten? Typische, negative Glaubenssätze können zum Beispiel sein:

- „Ich bin nicht gut genug."
- „Ich kann niemandem vertrauen."
- „Ich muss alles alleine schaffen."

- „Ich bin unbegabt in XY."
- „Ich darf keine Fehler machen."
- „Ich muss alles alleine schaffen."
- „Ich muss perfekt sein."

All diese negativen Glaubenssätze hängen eng mit unseren Ängsten zusammen.

## Faktencheck

Glaubenssätze haben es so an sich, dass sie den Anschein erwecken, sie wären die Wahrheit. Aus diesem Grund werden sie auch so selten in Frage gestellt. Das Problem hierbei ist jedoch Folgendes: Menschen tendieren dazu, ihre eigene Wahrheit immer wieder bestätigt sehen zu wollen. Sich selbst einzugestehen, falschzuliegen, fällt den meisten Menschen extrem schwer, weshalb Dinge, die außerhalb der eigenen „Wahrheit" liegen, gemieden werden. Dieses Verhalten wird im Fachjargon „Confirmation Bias" genannt. Personen und Dinge, die nicht mit der eigenen Wahrheit übereinstimmen, werden gemieden. Personen und Dinge, die der eigenen Wahrheit entsprechen, werden hingegen automatisch ins Leben gezogen. Dadurch wird die vermeintliche Wahrheit zusätzlich bestärkt, obwohl uns diese vielleicht sogar schadet und hemmt. Versuchen Sie also, diesen Teufelskreis zu durchbrechen, und unterziehen Sie Ihre Glaubenssätze einem knallharten Faktencheck. Fragen Sie sich beispielsweise:

- Wie komme ich zu der Annahme, dass dieser Glaubenssatz stimmt? Gibt es Erfahrungen, die dies begründen?
- Entspricht mein Gedanke wirklich der Realität? Gibt es Tatsachen, auf denen der Gedanke beruht? Gibt es Beweise? Oder vielleicht sogar Gegenbeweise?
- Ist der Glaubenssatz hilfreich für mich? Oder hemmt er mich?

## Negative Glaubenssätze verändern

Sind die negativen Glaubenssätze erst einmal entlarvt, gilt es, diese zu verändern. Stellen Sie sich das Ganze wie eine Autofahrt vor. Jahrelang haben Sie diesen einen Weg verfolgt. Nun sind Sie an einer Gabelung angelangt und müssen sich entscheiden: Fahre ich auf dem alten, bekannten Weg weiter oder schlage ich einen neuen Weg ein? Natürlich werden Sie nun den Blinker setzen, auf den neuen – und richtigen – Weg abbiegen und Ihren negativen Glaubenssatz durch positive Gedanken ersetzen. Formulieren Sie hierzu Ihre alten Glaubenssätze positiv um. Häufig können schon kleine Wörtchen eine große Auswirkung haben. Zum Beispiel wird so aus „Ich kann das nicht" ein

„Ich gebe mein Bestes und werde jeden Tag ein Stück besser". Die neu erworbenen, positiven Glaubenssätze können Sie entweder tatsächlich aufschreiben oder gedanklich immer wieder wiederholen.

### Neue Erfahrungen machen

Der beste Weg, um neue Glaubenssätze so schnell wie möglich zu etablieren, sind neue, positive Erfahrungen, die die Glaubenssätze bestätigen.

Sie wollen für sich selbst den Glaubenssatz „Ich bin sportlich" etablieren? Na, dann überlegen Sie, was eine sportliche Person jetzt tun würde – und tun Sie genau das! Wie hat diese Person angefangen? Welche Ziele hatte diese Person?

Wenn Sie sich Ihren neuen Glaubenssätzen entsprechend verhalten, stärken Sie diese nicht nur, sondern Sie leben diese auch.

### Haben Sie Geduld

Zum Schluss noch ein wichtiger Ratschlag: Bleiben Sie am Ball und verlieren Sie nicht die Geduld. Glaubenssätze, die uns seit der Kindheit begleiten, können hartnäckig sein und werden nicht innerhalb weniger Minuten komplett verschwinden. Es braucht Zeit, bis sich neue Glaubenssätze etablieren und alte komplett verdrängt sind. Sie können jedoch die Gewissheit haben: Es wird mit der Zeit immer leichter und die Arbeit an sich selbst lohnt sich und ist die beste Investition überhaupt!

## Positive Affirmationen zur Bekämpfung von Angst

Nachdem wir uns nun also ausgiebig mit der Beseitigung negativer Glaubenssätze beschäftigt haben, wollen wir noch einmal einen intensiveren Blick auf positive Glaubenssätze werfen. Durch positives Denken und positive Affirmationen werden wir selbstbewusster und stärker. Gefühle wie Angst oder Zweifel werden durch Mut und Experimentierfreude ersetzt. Anbei finden Sie acht wertvolle Tipps im Umgang mit positiven Affirmationen:

- Wählen Sie stets Glaubenssätze, die zu Ihnen und Ihrem Leben passen. Affirmationen sind nur dann wirksam, wenn Sie auch selbst fest daran glauben. Unrealistische Affirmationen, in die Sie nicht voll und ganz vertrauen, sind leider unwirksam.
- Wiederholen Sie Ihre positiven Glaubenssätze regelmäßig. Dabei gilt: Je öfter, desto besser und desto größer ist die Wahrscheinlichkeit, dass Sie sie vollständig verinnerlichen.
- Am besten verschriftlichen Sie Ihre Affirmationen und bringen den Zettel an einem Ort an, an dem Sie täglich vorbeilaufen, zum Beispiel an Ihrem Kühlschrank oder an Ihrem Badezimmerspiegel.

• Verbinden Sie Ihre Affirmationen mit Visualisierung und stellen Sie sich bildlich vor, wie Sie all Ihre Ziele erreichen.

• Seien Sie geduldig! In der Regel brauchen Affirmationen bis zu 60 Tage, bis Sie wirklich verinnerlicht sind und „wirken".

• Bleiben Sie stets positiv, das heißt: Richten Sie Ihren Blick auf die positiven Dinge, die Ihnen widerfahren – weg von allem Negativen. Auch Ihre Glaubenssätze sollten Sie stets positiv formulieren, verzichten Sie dabei auf Verneinungen.

• Achten Sie auf die Formulierung Ihrer Affirmationen. Diese sollten sich stets auf die Gegenwart beziehen. Die Vergangenheitsform und auch die Zukunftsform sollten nicht benutzt werden. Suggerieren Sie sich und Ihrem System, dass alles bereits da ist!

• Seien Sie bei der Formulierung außerdem so konkret wie möglich. Zwar funktionieren auch allgemein gefasstere Affirmationen, wie zum Beispiel „Ich bin mutig", allerdings gilt: Je genauer die Formulierung, desto besser. Eine spezifische Affirmation zu „Ich bin mutig" könnte zum Beispiel sein: „Ich bin mutig und werde es schaffen, über meinen Schatten zu springen und die Präsentation vor meinen Arbeitskollegen abzuhalten. Dank meiner guten Vorbereitung werde ich die Herausforderung tadellos meistern. Ich kann schon jetzt stolz auf mich und meinen Mut sein."

## Eine Auswahl der besten Affirmationen zur Überwindung von Angst:

• Ich bin mutig und voller Selbstvertrauen.

• Ich kann alles schaffen, was ich mir vornehme.

• Ich werde auch die größte Herausforderung mit Bravour überwinden.

• Ich bin gut so, wie ich bin.

• Neue Situationen lassen mich wachsen.

• Ja, ich kann das!

• Ich entscheide über mein Leben.

• Ich bin voller Frieden und Vertrauen.

• Ich bin großartig.

• Ich erkenne nur das Gute um mich herum.

• Ich meistere mit Mut und Stärke meinen Alltag.

• Ich liebe es, meine Komfortzone zu erweitern.

• Ich glaube an die Entscheidungen, die ich treffe.

## Achtsamkeit und innere Stille

Achtsamkeit bedeutet, den Blick nach innen zu richten und unsere inneren Erfahrungen mit Offenheit und Akzeptanz wahrzunehmen. Anstatt vor unseren Ängsten davonzulaufen oder sie zu bekämpfen, lernen wir, sie zu beobachten und anzuerkennen.

### Schritte zur Achtsamkeit:

- Finden Sie einen ruhigen Ort und setzen Sie sich aufrecht hin, entweder auf einem Stuhl oder auf dem Boden. Ihre Hände legen Sie ganz entspannt auf Ihren Knien oder in Ihrem Schoß ab.
- Wenn Sie sich wohl fühlen, schließen Sie die Augen und richten Ihre Aufmerksamkeit auf Ihren Atem.
- Achten Sie auf Ihren Atem, wie dieser in Ihren Körper ein- und ausströmt. Sie müssen nichts tun und Ihren Atem nicht verändern, sondern einfach nur beobachten.
- Wenn Gedanken oder Gefühle aufkommen, nehmen Sie diese wahr, ohne sie zu bewerten oder zu verändern. Erkennen Sie sie an und lassen Sie sie dann weiterziehen.

### Gefühle und Gedanken erkennen und anerkennen

Bei der Achtsamkeit geht es darum, Gedanken und Gefühle als das zu erkennen, was sie sind: vorübergehende Ereignisse im Geist. Durch das Anerkennen unserer Gedanken und Gefühle nehmen wir ihnen die Macht, uns zu kontrollieren.

#### Praktische Anwendung:

- Wenn ein Gedanke aufkommt, sagen Sie sich innerlich: „Ah, ein Gedanke." Seien Sie neugierig, aber nicht wertend.
- Wenn ein Gefühl der Angst aufkommt, benennen Sie es: „Da ist Angst." Erkennen Sie das Gefühl an und erlauben Sie ihm, da zu sein, ohne sich damit zu identifizieren.
- Kehren Sie immer wieder zu Ihrem Atem zurück, wenn Sie bemerken, dass Sie sich in Gedanken oder Gefühlen verlieren.

### Die Angst als Gefühl wahrnehmen und sich davon entkoppeln

Es ist wichtig, Angst als ein Gefühl zu erkennen, das kommt und geht, und sich nicht mit ihr zu identifizieren. Achtsamkeit hilft uns, diese Trennung vorzunehmen.

**Techniken zur Entkopplung von der Angst:**

- Stellen Sie sich vor, Sie beobachten Ihre Angst aus der Entfernung, als wäre sie eine Wolke am Himmel, die vorbeizieht.
- Sagen Sie sich „Ich habe Angst" statt „Ich bin ängstlich". Dies schafft eine Distanz zwischen Ihnen und dem Gefühl.
- Behandeln Sie sich selbst mit Freundlichkeit und Mitgefühl, während Sie Ihre Ängste beobachten.

## Meditation zur Achtsamkeit und inneren Stille

Finden Sie einen ruhigen Ort, an dem Sie ungestört sind. Setzen oder legen Sie sich bequem hin und schließen Sie die Augen. Nehmen Sie sich nun einen Moment, um sich auf Ihren Körper und Ihre Atmung zu konzentrieren. Spüren Sie den Kontakt Ihres Körpers mit dem Boden oder dem Stuhl. Nun richten Sie Ihre Aufmerksamkeit auf Ihren Atem. Beobachten Sie, wie die Luft ein- und ausströmt. Spüren Sie, wie sich Ihr Bauch hebt und senkt und die Luft ihren Weg durch die Luftröhre nimmt. Wenn Gedanken oder Gefühle auftauchen, nehmen Sie diese wahr, ohne sie zu bewerten oder zu ändern. Erkennen Sie sie einfach an und lassen Sie sie weiterziehen. Wenn Sie Angst verspüren, benennen Sie sie: „Das ist Angst." Beobachten Sie, wie sich die Angst in Ihrem Körper anfühlt. Wo spüren Sie sie am deutlichsten? Wie verändert sie sich? Stellen Sie sich vor, Sie beobachten Ihre Angst aus der Entfernung. Sie sind der Beobachter, nicht das Gefühl selbst. Kehren Sie immer wieder zu Ihrem Atem zurück, wenn Sie bemerken, dass Sie sich in Gedanken oder Gefühlen verlieren. Behandeln Sie sich selbst mit Freundlichkeit und Mitgefühl. Sagen Sie sich: „Es ist in Ordnung, Angst zu haben. Ich bin sicher." Nehmen Sie sich zum Abschluss einen Moment, um Ihren ganzen Körper zu spüren. Öffnen Sie langsam Ihre Augen und kehren Sie in den Raum zurück. Nehmen Sie das Gefühl der Ruhe und Achtsamkeit mit in Ihren Alltag.

Durch regelmäßige Praxis der Achtsamkeit und inneren Stille können Sie lernen, Ihre Ängste besser zu bewältigen und eine tiefere Verbindung zu Ihrem inneren Selbst herzustellen. Achtsamkeit hilft Ihnen, sich von den beängstigenden Gedanken und Gefühlen zu entkoppeln und eine innere Ruhe zu finden, die unabhängig von äußeren Umständen existiert.

## Die Rosinen-Übung

Die Rosinen-Übung ist eine klassische Achtsamkeitsübung, die oft in Kursen und Programmen zur Stressbewältigung eingesetzt wird. Sie hilft, die Praxis der Achtsamkeit zu erlernen, indem sie die Aufmerksamkeit auf die sinnliche Erfahrung des Essens einer einzelnen Rosine lenkt. Diese Übung schult die Fähigkeit, im gegenwärtigen Moment zu bleiben und die Wahrnehmung zu vertiefen.

### Anleitung zur Rosinen-Übung

**Vorbereitung:**

- Finden Sie einen ruhigen Ort, an dem Sie ungestört sind.
- Setzen Sie sich bequem hin und nehmen Sie eine Rosine zur Hand.

**Sehen:**

- Halten Sie die Rosine zwischen Daumen und Zeigefinger.
- Betrachten Sie sie genau, als würden Sie sie zum ersten Mal sehen.
- Achten Sie auf die Farbe, die Form, die Oberflächenstruktur und die Größe.
- Drehen Sie die Rosine langsam, um alle Details zu betrachten.

**Fühlen:**

- Schließen Sie die Augen, wenn Sie möchten, um die Wahrnehmung zu intensivieren.
- Ertasten Sie die Rosine mit Ihren Fingern.
- Achten Sie auf die Textur, ob sie weich, fest, klebrig oder glatt ist.

**Riechen:**

- Halten Sie die Rosine an Ihre Nase und nehmen Sie bewusst ihren Duft wahr.
- Atmen Sie tief ein und achten Sie auf alle Gerüche, die Sie wahrnehmen können.

**Hören:**

- Halten Sie die Rosine an Ihr Ohr und rollen Sie sie zwischen Ihren Fingern.
- Achten Sie auf leise Geräusche, die sie möglicherweise macht.

**Schmecken:**

- Legen Sie die Rosine auf Ihre Zunge, aber kauen Sie noch nicht.
- Spüren Sie das Gewicht und die Beschaffenheit der Rosine in Ihrem Mund.
- Beginnen Sie, langsam zu kauen, aber nur einmal.
- Achten Sie auf den ersten Geschmack und die Texturveränderungen.
- Kauen Sie dann langsam weiter und nehmen Sie jede Geschmacksschicht bewusst wahr.
- Versuchen Sie, das Kauen zu verlangsamen, und konzentrieren Sie sich auf jede Bewegung.

**Schlucken:**

- Wenn die Rosine vollständig zerkaut ist, schlucken Sie sie bewusst.
- Achten Sie darauf, wie sie durch Ihren Hals gleitet.
- Spüren Sie nach, wie sich Ihr Mund nach dem Schlucken anfühlt.

**Nachspüren:**

- Schließen Sie die Übung, indem Sie einen Moment innehalten und nachspüren.
- Reflektieren Sie darüber, wie sich diese achtsame Erfahrung von Ihrem üblichen Essen unterscheidet.

Die Rosinen-Übung ist eine effektive und einfache Methode, um Achtsamkeit zu üben. Sie zeigt, wie selbst alltägliche Aktivitäten wie das Essen einer Rosine zu einer tiefen und bedeutungsvollen Erfahrung werden können, wenn wir ihnen unsere volle Aufmerksamkeit schenken. Diese Praxis kann zu mehr Bewusstsein, Ruhe und Lebensqualität führen.

## Die EFT-Methode

**EFT (Emotional Freedom Techniques)**, auch bekannt als „Klopfakupressur“ oder „Tapping“, ist eine Methode zur Reduktion von Stress und Ängsten, die Elemente der traditionellen chinesischen Medizin mit modernen psychologischen Ansätzen kombiniert. Sie ist besonders nützlich bei akuten Angstzuständen, da sie schnell und einfach anzuwenden ist.

### Wie funktioniert EFT?

EFT basiert auf der Idee, dass negative Emotionen durch Blockaden im Energiesystem des Körpers verursacht werden. Durch das Klopfen auf bestimmte Akupressurpunkte am Körper und das gleichzeitige Fokussieren auf das Problem oder die Angst wird das Energiesystem wieder ins Gleichgewicht gebracht und die emotionale Belastung wird reduziert.

**Die Schritte der EFT-Methode**

**Das Problem benennen:**

- Identifizieren Sie das spezifische Problem oder die Angst, die Sie gerade erleben. Beschreiben Sie es so genau wie möglich.
- Bewerten Sie die Intensität der Angst auf einer Skala von 0 bis 10, wobei 10 die höchstmögliche Angst darstellt.

**Einstimmungssatz formulieren:**

• Entwickeln Sie einen Einstimmungssatz, der das Problem benennt und gleichzeitig Selbstakzeptanz ausdrückt, z. B.: „Auch wenn ich diese starke Angst vor [Problem] habe, akzeptiere ich mich selbst und meine Gefühle."

**Klopfpunkte:**

• Klopfen Sie mit den Fingerspitzen sanft auf die folgenden Punkte, während Sie den Einstimmungssatz wiederholen. Jeder Punkt wird etwa 5- bis 7-mal geklopft:

○ **Karatepunkt:** die äußere Seite der Hand (Kleiner-Finger-Seite)

○ **Augenbrauenpunkt:** Beginn der Augenbraue, nahe der Nase

○ **Seiten des Auges:** am Knochenrand, seitlich der Augen

○ **unter dem Auge:** am Knochen direkt unter dem Auge

○ **unter der Nase:** zwischen Nase und Oberlippe

○ **Kinnpunkt:** Vertiefung zwischen Unterlippe und Kinn

○ **Schlüsselbeinpunkt:** etwa 2,5 cm unterhalb des Schlüsselbeins

○ **unter dem Arm:** etwa 10 cm unter der Achselhöhle

○ **Scheitelpunkt:** oben auf dem Kopf

**Runde abschließen und bewerten:**

• Nach einer Runde des Klopfens bewerten Sie die Intensität der Angst erneut auf der Skala von 0 bis 10.

• Wiederholen Sie die Klopfrunde, falls notwendig, bis die Intensität der Angst deutlich gesunken ist.

**Vorteile von EFT bei akuten Ängsten**

• **schnelle Linderung:** EFT kann in Minuten angewendet werden und bietet oft sofortige Erleichterung.

• **einfach anzuwenden:** Die Technik ist leicht zu erlernen und kann überall durchgeführt werden.

• **keine Nebenwirkungen:** EFT ist eine sichere Methode ohne bekannte negative Nebenwirkungen.

EFT ist eine praktische und zugängliche Methode zur Selbsthilfe bei akuten Ängsten. Durch das Klopfen auf bestimmte Punkte und die Fokussierung auf das Problem kann schnell eine Linderung der Symptome erreicht werden. Es ist eine wertvolle Ergänzung zu anderen Therapieformen und kann in akuten Stresssituationen hilfreich sein.

# Angstfrei durchs Leben: Der alltagsorientierte Ansatz

## SELBSTURTEIL UND -VERURTEILUNG

Eines ist gewiss: Betroffene einer generalisierten Angststörung befinden sich in einer Krise – in einem Ausnahmezustand. Wichtig ist hierbei, sich vor Augen zu führen, dass Krisen temporär sind. Dieser Ausnahmezustand wird also vorübergehen. Vielen Betroffenen gelingt es nur schwer, während dieses Ausnahmezustandes ein „Licht" am Ende des Tunnels zu sehen. Sie fürchten, dass Sie nie wieder einen anderen Zustand erlangen werden, und geraten dadurch in eine seelische Verfassung voller Verzweiflung und Hoffnungslosigkeit, was sich wiederum enorm negativ auf die Angststörung auswirkt. Häufig ist es die innere Stimme, die den aktuellen Zustand scharf verurteilt und kritisiert und damit vorhandene Ängste zusätzlich verstärkt.

Wichtig ist daher für Betroffene, sich ein gesundes Selbsturteil zu bilden und zu erkennen, dass es einen Ausweg aus der Krise gibt und sie sich nicht selbstverschuldet in dieser Situation befinden.

### Die Natur der Krise verstehen

Zunächst ist es wichtig, sich verständlich zu machen, dass sich viele Menschen in einer Ausnahmesituation auf Zeit befinden. Jede Krise, einschließlich jener, die durch eine generalisierte Angststörung verursacht wurde, wird vorübergehen. Diese Gewissheit kann bereits einen beruhigenden Effekt haben und dabei helfen, die momentane Angst in ein anderes Licht zu rücken.

Die Psychotherapeutin und Autorin Dania Schiftan betont: „Sehr viele Menschen fühlen derzeit heftige Emotionen wie Angst, Hilflosigkeit, Wut, Trauer, Frust oder Hoffnungslosigkeit. Sie sind damit nicht alleine und müssen sich dafür nicht schämen. Lassen Sie Ihre Gefühle zu!" Wer sich selbst für dieses Wechselbad der Emotionen verurteilt, gerät möglicherweise in eine Abwärtsspirale.

### Gefühle zulassen und akzeptieren

Es ist entscheidend, Gefühle zuzulassen und zu akzeptieren, anstatt sie zu unterdrücken oder sich dafür zu verurteilen. Dies bedeutet, dass Sie sich selbst erlauben, Angst, Wut, Trauer und Frust zu empfinden, ohne diese Gefühle zu bewerten oder zu analysieren.

## Praktische Übungen zur Akzeptanz

### Gefühls-Tagebuch führen:

- Schreiben Sie täglich auf, welche Emotionen Sie empfinden.
- Notieren Sie auch, was diese Emotionen ausgelöst hat.
- Erkennen Sie wiederkehrende Muster und akzeptieren Sie diese zunächst.

**Selbstmitgefühl üben:**

- Sprechen Sie mit sich selbst, als würden Sie mit einem guten Freund sprechen.
- Verwenden Sie affirmierende Sätze wie „Es ist in Ordnung, Angst zu haben" oder „Ich darf traurig sein". Achten Sie dabei stets auf eine positive Formulierung.

**Gefühle visualisieren:**

- Stellen Sie sich Ihre Gefühle als Wolken vor, die am Himmel vorbeiziehen.
- Beobachten Sie diese Wolken, ohne sie zu beeinflussen oder zu bewerten. Greifen Sie hierzu auf die Tipps aus dem vorherigen Kapitel zu „Visualisierung" zurück.

**Selbsturteil erkennen und transformieren**

Selbsturteile können die Symptome einer generalisierten Angststörung zusätzlich verschlimmern. Daher ist es enorm wichtig, diese Urteile zu erkennen und bewusst zu transformieren.

### Techniken zur Umkehrung von Selbsturteilen

**Achtsamkeitspraxis:**

- Nehmen Sie wahr, wann Sie sich selbst verurteilen und in welchen Situationen, aber auch Momenten dies geschieht.
- Halten Sie inne und benennen Sie das Urteil („Ich verurteile mich gerade für meine Angst").

**Reframing:**

- Wandeln Sie negative Gedanken in positive um.
- Beispiel: Aus „Ich sollte nicht so ängstlich sein" wird „Es ist in Ordnung, Angst zu haben. Ich arbeite daran, sie zu verstehen und zu bewältigen".

**Positive Selbstgespräche:**

- Führen Sie innerliche Gespräche, die ermutigend und positiv sind.
- Verwenden Sie Sätze wie „Ich bin auf einem Weg des Wachstums“ oder „Jeder Schritt zählt“.
- Weitere Beispiele:

○ „Ich bin genug, so wie ich bin.“

○ „Ich akzeptiere und schätze mich mit all meinen Stärken und Schwächen.“

○ „Ich kann alles erreichen, wenn ich mich darauf konzentriere.“

○ „Jeder Schritt, den ich mache, bringt mich näher an mein Ziel.“

○ „Ich habe schon viele Herausforderungen gemeistert und ich kann auch diese bewältigen.“

○ „Jede Schwierigkeit ist eine Chance, zu wachsen und zu lernen.“

○ „Ich bin dankbar für die kleinen Erfolge in meinem Leben.“

○ „Es gibt so viele Dinge, für die ich dankbar sein kann.“

○ „Ich glaube an meine Fähigkeiten und mein Potenzial.“

○ „Ich habe das Wissen und die Fähigkeiten, um erfolgreich zu sein.“

○ „Ich atme tief durch und bleibe ruhig.“

○ „Ich lasse den Stress los und konzentriere mich auf das Positive.“

○ „Es ist in Ordnung, mir Zeit für mich selbst zu nehmen.“

○ „Ich verdiene es, gut zu mir selbst zu sein.“

○ „Ich sehe das Gute in jeder Situation.“

○ „Ich entscheide mich, optimistisch und hoffnungsvoll zu bleiben.“

○ „Alles entwickelt sich zu meinem Besten.“

○ „Ich vertraue darauf, dass das Leben mir genau das bringt, was ich brauche.“

○ „Ich bin umgeben von Menschen, die mich unterstützen und lieben.“

○ „Ich trage zu positiven und erfüllenden Beziehungen bei.“

## Der alltagsorientierte Ansatz

Ein alltagsorientierter Ansatz zur Bewältigung einer generalisierten Angststörung bedeutet, Strategien zu entwickeln, die im täglichen Leben leicht umsetzbar sind. Diese Strategien helfen dabei, die Kontrolle über die Angst zurückzugewinnen und die Lebensqualität zu verbessern.

## Strategien für den Alltag:

### Strukturierte Tagesplanung:

- Planen Sie Ihren Tag mit festen Zeiten für Arbeit, Entspannung und Hobbys.
- Eine klare Struktur kann helfen, Unsicherheiten zu reduzieren und das Gefühl der Kontrolle zu stärken. Mehr dazu im folgenden Kapitel!

### Atemübungen und Meditation:

- Regelmäßige Atemübungen können helfen, das Nervensystem zu beruhigen. Stellen Sie sich für den Anfang einen Timer, der Sie mehrmals täglich daran erinnert, nun in die bewusste und tiefe Atmung einzutauchen.
- Meditation, auch nur für wenige Minuten täglich, kann die Achtsamkeit fördern und Ängste reduzieren.

### Bewegung und Sport:

- Körperliche Aktivität setzt Endorphine frei und kann helfen, Stress abzubauen.
- Finden Sie eine Form der Bewegung, die Ihnen Spaß macht, sei es Yoga, Laufen oder Tanzen.

○ Beispiel: Yoga

**1. Balasana (Kindhaltung)**

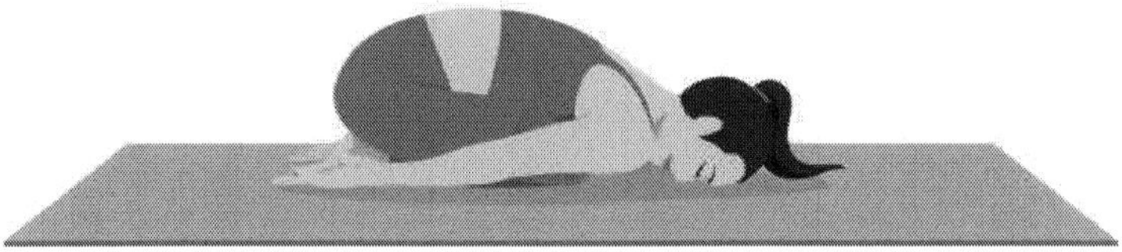

**Beschreibung:**

- Knien Sie sich auf den Boden, setzen Sie sich auf Ihre Fersen.
- Beugen Sie sich nach vorne, bis Ihre Stirn den Boden berührt.
- Strecken Sie die Arme nach vorne aus oder legen Sie sie entspannt neben Ihrem Körper ab.
- Atmen Sie tief ein und aus, halten Sie die Position für 1 bis 3 Minuten.

**Vorteile:**

- beruhigt den Geist und reduziert Stress
- dehnt sanft den Rücken, die Schultern und die Hüften
- fördert die Durchblutung des Kopfes

**2. Viparita Karani (Beine an der Wand)**

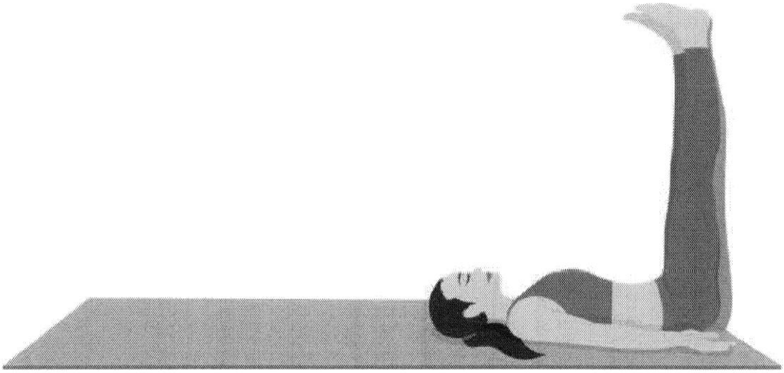

**Beschreibung:**

- Setzen Sie sich seitlich an eine Wand und schwingen Sie die Beine nach oben, während Sie den Rücken auf den Boden legen.
- Legen Sie die Arme entspannt seitlich neben den Körper.
- Die Hüften sollten so nah wie möglich an der Wand sein.
- Halten Sie diese Position für 5 bis 15 Minuten, atmen Sie tief und gleichmäßig.

**Vorteile:**

- fördert die Durchblutung und reduziert Schwellungen in den Beinen
- lindert müde Beine und Füße
- entspannt den unteren Rücken und den gesamten Körper

**3. Savasana (Totenstellung)**

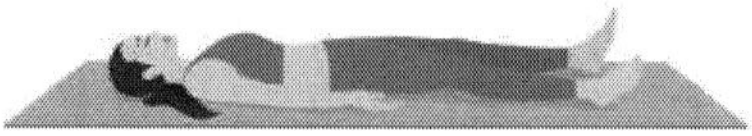

**Beschreibung:**

- Legen Sie sich flach auf den Rücken, die Beine leicht auseinander und die Arme seitlich vom Körper, die Handflächen nach oben.
- Schließen Sie die Augen und atmen Sie tief ein und aus.
- Konzentrieren Sie sich darauf, jeden Teil Ihres Körpers zu entspannen, von den Zehen bis zum Kopf.
- Verweilen Sie in dieser Position für 5 bis 10 Minuten oder so lange, wie es für Sie angenehm ist.

**Vorteile:**

- fördert die völlige Entspannung des Körpers
- reduziert Stress und Angst
- regeneriert Körper und Geist nach körperlicher Anstrengung oder einem anstrengenden Tag

Diese drei Asanas können einzeln oder in Kombination praktiziert werden, um Entspannung und Wohlbefinden zu fördern. Achten Sie darauf, jede Position langsam und bewusst auszuführen und auf Ihren Körper zu hören.

**Soziale Kontakte pflegen:**

- Nehmen Sie sich Zeit für Gespräche mit Freunden und Familie.
- Soziale Unterstützung kann ein wichtiger Faktor bei der Bewältigung von Ängsten sein.

**Positive Aktivitäten einbauen:**

- Planen Sie bewusst Aktivitäten, die Ihnen Freude bereiten, und räumen Sie sich regelmäßig ein kleines Zeitfenster dafür ein.
- Dies kann ein Hobby, das Lesen eines guten Buches oder ein entspannendes Bad sein.

# Alles wie gehabt - fast

Wenn die Lebensumstände um einen herum aus den Fugen geraten und ein Ausnahmezustand herrscht, dann ist vor allem eines wichtig: Routinen und ein geregelter Tagesablauf. Betroffene einer generalisierten Angststörung kennen dieses Gefühl: Sie fühlen sich hilflos ihrer Angst ausgesetzt und haben das Gefühl, die Kontrolle zu verlieren. Umso wichtiger ist es in dieser Situation, sich selbst einen Anker zu schaffen, der in diesen turbulenten Zeiten Halt gibt. Besonders gut geeignet sind hierfür Routinen – also Tätigkeiten und Prozesse, die sich jeden Tag wiederholen und die Ihrem Alltag eine Regelmäßigkeit und Struktur verpassen, auf die Sie sich verlassen können. Im Folgenden finden Sie einen Leitfaden, wie Sie Routinen in Ihren Alltag integrieren können – vom richtigen Schlaf über Bewegung bis hin zur richtigen Ernährung.

## Morgenroutine

Vielleicht kennen Sie das auch: Es gibt einfach Tage, an denen Sie sprichwörtlich mit dem falschen Fuß aufstehen. Tage, an denen Sie direkt am Morgen wissen: „Das wird heute nicht mein Tag.“ **Stopp!** Dieses Denken gehört ab heute der Vergangenheit an! Wie Sie in den Tag starten und was Sie aus Ihrem Tag machen, liegt in Ihrer Hand, denn gerade der Morgen bietet sich an, sich auf den restlichen Tag einzustimmen und diesen mit einer bewussten Intention zu beginnen. Damit legen Sie den Grundstein für einen entspannten und erfolgreichen Tag. Nehmen Sie sich gerade am Morgen ganz bewusst Zeit für sich und eingespielte Rituale, um den Tag so zu starten, wie Sie ihn auch beenden wollen: entspannt und glücklich. Morgendlicher Stress und Hektik sind hingegen Gift. Wer bereits morgens in Stress verfällt, wird sich schwertun, diesen Stress im Laufe des Tages abzulegen. Das hat natürlich wiederum negative Auswirkungen auf Ihr Wohlbefinden und Ihren Umgang mit Ängsten.

Besonders in der Ayurveda-Tradition wird ein großer Wert auf eine ausgewogene und gesunde Morgenroutine gelegt. Dadurch soll nicht nur der Körper gereinigt und gestärkt, sondern eben auch auf den anstehenden Tag und die damit einhergehenden Herausforderungen optimal vorbereitet werden. Ein zentrales Element ist hierbei das Trinken von warmem Wasser direkt nach dem Aufstehen: die sogenannte „Dusche von innen“.

## Die „Dusche von innen" im Ayurveda

Der Begriff „Dusche von innen" stammt aus der Tradition des Ayurveda und bezieht sich auf das Trinken von warmem Wassers direkt nach dem Aufwachen. Empfohlen wird dieses Ritual von zahlreichen Ärzten und Wissenschaftlern. Der Hintergrund: Der Körper wird so gereinigt und gestärkt, denn die Giftstoffe, die der Körper über Nacht abbaut, können durch das Wasser besser herausgespült werden. Das warme Wasser soll zudem die Verdauung unterstützen und den Körper direkt nach dem Schlafen wieder hydrieren. Das sorgt für ein gesundes Funktionieren des Organismus, was für unser Wohlbefinden und einen gesunden Start in den Tag von großer Bedeutung ist.

## Zusätze

Nach Bedarf können Sie das warme Wasser mit verschiedenen Zusätzen anreichern. Dadurch können Sie die gesundheitlichen Vorteile maximieren. Eine beliebte Wahl ist zum Beispiel der Zusatz von Zitrone, da diese reich an Vitamin C ist und dabei hilft, den Körper zu entgiften. Außerdem wird so das Immunsystem gestärkt. Zusätzlich können Sie auch einen Teelöffel Honig mit seinen antibakteriellen Eigenschaften hinzufügen. Ein weiterer beliebter Zusatz ist Kurkuma. Diesem werden entzündungshemmende Eigenschaften zugeschrieben. Zudem fördert er die Verdauung. Auch ein kleiner Löffel Apfelessig kann eine große Wirkung entfalten: Er unterstützt die Verdauung und stabilisiert den Blutzuckerspiegel.

## Gesundheitliche Vorteile auf einen Blick

Das Trinken von warmem Wasser am Morgen hat zahlreiche gesundheitliche Vorteile: Zum einen hilft es dem Körper natürlich, nach dem Schlafen seine Wasserspeicher aufzufüllen und ihn zu hydrieren. Zum anderen wird auch die Verdauung unterstützt und der Stoffwechsel wird angekurbelt. Der Körper wird dadurch auch entgiftet. Nicht zu unterschätzen ist zudem die damit einhergehende Regulierung des Blutzuckerspiegels und damit die Verbesserung der allgemeinen Gesundheit.

## Die Bedeutung einer regelmäßigen Morgenroutine

Schlussendlich lässt sich festhalten, dass eine regelmäßige Morgenroutine unser Wohlbefinden stark positiv beeinflussen kann. Indem Sie sich in den Morgenstunden bewusst Zeit für sich selbst nehmen und gesunde Routinen in Ihren Morgen integrieren, können Sie den Tag mit positiver Energie starten und sich damit optimal auf bevorstehende Herausforderungen vorbereiten. Ganz besonders die Ayurveda-Morgenroutine mit warmem Wasser hat sich als erfolgversprechend und wohltuend etabliert. Hierbei können Sie auch Schluck für Schluck eine positive Affirmation in sich aufnehmen. Überlegen

Sie sich eine positive Affirmation, die zu Ihnen persönlich passt, und halten Sie nach jedem einzelnen Schluck ganz bewusst inne, um die Affirmation laut auszusprechen.

**Beispiel:**
„Ich werde heute mit einem Lachen durch den Tag gehen."

Natürlich können Sie Ihre persönliche Morgenroutine um weitere Rituale ergänzen, die Ihnen morgens ganz besonders guttun. Inspiration hierzu finden Sie auf den vorherigen Seiten dieses Ratgebers.

## Meditation für den Morgen

Beginnen Sie Ihren Tag mit einer kurzen Morgenmeditation, um bewusst und positiv in den Tag zu starten. Finden Sie zunächst einen ruhigen Ort, an dem Sie bequem sitzen oder stehen können. Schließen Sie die Augen und nehmen Sie eine entspannte Haltung ein. Atmen Sie tief durch die Nase ein und langsam durch den Mund aus, wiederholen Sie dies dreimal, um sich zu zentrieren. Lenken Sie Ihre Aufmerksamkeit auf Ihren Körper. Spüren Sie, wie sich Ihre Füße auf dem Boden anfühlen, wie Ihr Körper den Stuhl oder Boden berührt. Wandern Sie mit Ihrer Aufmerksamkeit von den Füßen langsam nach oben bis zum Kopf. Denken Sie nun an drei Dinge, für die Sie dankbar sind. Fühlen Sie die Dankbarkeit in Ihrem Herzen und lassen Sie dieses Gefühl Ihren ganzen Körper durchströmen. Formulieren Sie eine positive Absicht oder Affirmation für den Tag, wie zum Beispiel: „Heute begegne ich allen Herausforderungen mit Gelassenheit und Stärke." Wiederholen Sie diese Affirmation dreimal innerlich. Atmen Sie noch einmal tief ein und aus. Öffnen Sie langsam die Augen und nehmen Sie den Raum um sich herum bewusst wahr. Starten Sie Ihren Tag mit einem Gefühl der Ruhe und Positivität.

## Gesunde Schlafroutine

Neben einer beruhigenden Morgenroutine ist auch eine gesunde Schlafroutine essentiell für Ihr Wohlbefinden und Ihre Gesundheit. Im Schlaf verarbeitet der Körper sämtliche Eindrücke des erlebten Tages und füllt gleichzeitig seine Energiereserven für den anstehenden Tag wieder auf. Wahrscheinlich kennen Sie selbst das Gefühl, unausgeschlafen zu sein – und vor allem auch die Konsequenzen, die damit einhergehen: Sie fühlen sich müde und energielos, haben keine Geduld und können sich nur schlecht konzentrieren. Kurzum: Der komplette Tag wird von mangelndem Schlaf überschattet. In diesem Zustand haben natürlich auch Ängste leichtes Spiel: Sie haben ohne ausreichend Schlaf gar nicht die mentalen Kapazitäten und die Energie, um gegen Ängste effektiv vorzugehen. Im Umgang mit Ihren Ängsten benötigen Sie einen fitten und ausgeruhten Körper und Geist. Ohne ausreichend Schlaf werden Sie diesen jedoch nicht erlangen können.

Was an dieser Stelle ebenfalls wichtig zu erwähnen ist: Schlaf ist nicht gleich Schlaf. Selbst wenn Sie täglich 8 Stunden in Ihrem Bett verbringen, bedeutet das nicht zwingend, dass Sie auch erholsam schlafen.

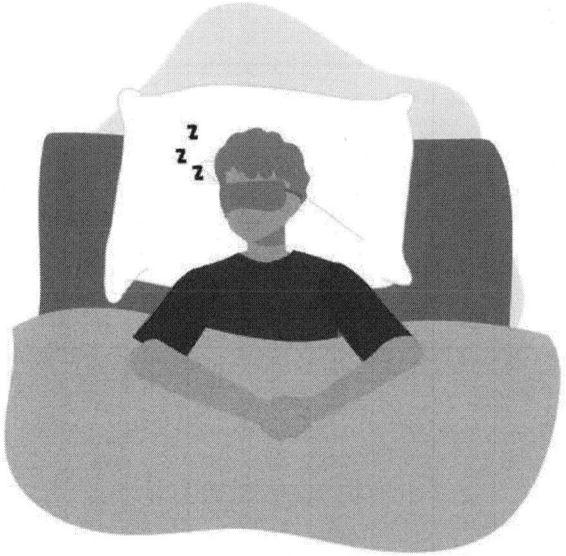

**Gut zu wissen:**

**Die verschiedenen Schlafphasen**
Der menschliche Schlafzyklus besteht aus mehreren Phasen, die sich in einer Nacht mehrfach wiederholen. Diese Phasen lassen sich in zwei Hauptkategorien einteilen: Non-REM-Schlaf und REM-Schlaf. Jede Phase hat unterschiedliche Funktionen und Eigenschaften.

**Non-REM-Schlaf (NREM)**
Der Non-REM-Schlaf gliedert sich in drei Stufen, die nacheinander durchlaufen werden:

- Stufe 1: Einschlafphase
  - Übergang zwischen Wachsein und Schlaf
  - leichter Schlaf, aus dem man leicht aufwachen kann
  - Augenbewegungen und Muskelaktivität verlangsamen sich
- Stufe 2: Leichter Schlaf
  - leichter, aber tieferer Schlaf als in Stufe 1
  - Herzfrequenz und Körpertemperatur sinken
  - Augenbewegungen hören auf und die Muskelaktivität nimmt weiter ab
- Stufe 3: Tiefschlaf (Slow-Wave-Schlaf)
  - tiefster und erholsamster Schlaf
  - sehr langsame Gehirnwellen, auch Delta-Wellen genannt
  - Körper repariert Gewebe, baut Knochen und Muskeln auf und stärkt das Immunsystem
  - schwierig, jemanden aus dieser Phase zu wecken

**REM-Schlaf (Rapid Eye Movement)**

- REM-Phase:
  - tritt etwa 90 Minuten nach dem Einschlafen auf und wiederholt sich alle 90 Minuten
  - charakterisiert durch schnelle Augenbewegungen, erhöhte Gehirnaktivität und lebhafte Träume
  - Muskeltonus ist nahezu vollständig gehemmt, um das Träumen zu erleichtern, ohne dass der Körper die Bewegungen ausführt
  - wichtige Phase für das Lernen und die Gedächtnisbildung

**Schlafzyklus**
Ein vollständiger Schlafzyklus dauert etwa 90 bis 110 Minuten und wiederholt sich 4- bis 6-mal pro Nacht. Die ersten Zyklen enthalten mehr Tiefschlaf, während die REM-Phasen in den späteren Zyklen länger werden.

## Bedeutung der Schlafphasen

Jede Schlafphase erfüllt spezifische Funktionen, die für die körperliche und geistige Gesundheit entscheidend sind. Der Non-REM-Schlaf ist besonders wichtig für die körperliche Erholung und das Wachstum, während der REM-Schlaf für die Verarbeitung von Informationen und das emotionale Wohlbefinden wesentlich ist. Ein ausgewogener Schlaf mit ausreichend Non-REM- und REM-Phasen ist essentiell für eine gute Schlafqualität und das allgemeine Wohlbefinden.

Viele Personen haben nicht nur enorme Einschlafprobleme, sondern schlafen auch in der Nacht sehr unruhig, wachen immer wieder auf und können nur schwer abschalten. Sie durchlaufen zudem nicht alle Schlafphasen und wachen so nicht vollständig erholt auf. Mit einem erholsamen und gesunden Schlaf hat das also wenig zu tun!

Aus diesem Grund erfahren Sie nun, wie Sie Ihre Schlafqualität tatsächlich verbessern können, um schließlich ausgeruht und fit in den Tag starten zu können.

### Vermeiden Sie blaues Licht und digitale Medien vor dem Schlafengehen

Wer kennt es nicht: das minutenlange Scrollen auf dem Handy, wenn man längst im Bett liegt und eigentlich schlafen sollte. Tatsächlich sollen Sie aber genau das in Zukunft nicht mehr machen. Der Konsum von blauem Licht, das von Handys, Fernseher oder Tablets abgegeben wird, hat auf unseren Körper und Geist eine aufputschende Wirkung und stört damit unseren Schlaf. Experten empfehlen daher, etwa eine Stunde vor dem Schlafengehen auf den Einsatz elektronischer Geräte zu verzichten. Wussten Sie zum Beispiel, dass das von elektronischen Geräten freigesetzte Blaulicht die Produktion von Melatonin hemmt? Das Schlafhormon Melatonin wird vom Körper als Reaktion auf Dunkelheit produziert und signalisiert dem Körper so, dass es Zeit ist, zur Ruhe zu kommen. Es hilft also, den Schlaf zu fördern. Eine verringerte Ausschüttung dieses Hormons kann zu Schlafstörungen oder einer unzureichenden Schlafqualität führen. Setzen Sie anstelle von elektronischen Geräten also lieber auf beruhigende Aktivitäten, wie zum Beispiel Lesen, Meditation oder ein Hörbuch.

## Begrenzen Sie den Informationsfluss

Wir leben in einem Zeitalter, in dem wir von Informationen permanent überflutet werden. Dank Social Media und Co. kann es schnell passieren, dass unser Gehirn überlastet wird und es uns schwerfällt, zur Ruhe zu kommen und abzuschalten. Versuchen Sie daher bewusst, einige Stunden vor dem Schlafengehen den Informationsfluss bewusst einzuschränken. Dadurch hat Ihr Gehirn die Möglichkeit, sich zu entspannen und sich auf den Schlaf vorzubereiten.

## Schaffen Sie eine schlaffördernde Umgebung

Auf einen gesunden Schlaf können Sie nicht nur sich selbst vorbereiten, sondern auch Ihre Schlafumgebung. Stellen Sie zum Beispiel sicher, dass Ihr Schlafzimmer abgedunkelt ist, und entfernen Sie störende Lichtquellen, beispielsweise von elektronischen Geräten. Außerdem sollten in Ihrem Schlafzimmer kühle Temperaturen vorherrschen. Experten empfehlen eine Raumtemperatur zwischen 18 und 20 Grad Celsius. Dadurch verhindern Sie ein Überhitzen Ihres Körpers während des Schlafens. Ist es Ihnen räumlich möglich, so sollte Ihr Schlafzimmer nicht auf der Seite der Straße sein.

## Entspannungsrituale vor dem Schlafengehen

Auch Entspannungsrituale können vor dem Schlafengehen dazu beitragen, dass Sie zur Ruhe finden. Empfehlenswert ist eine Anwendung dieser vor allem nach einem sehr ereignisreichen und turbulenten Tag. Finden Sie für sich selbst heraus, welches Ritual Sie vor dem Schlafengehen am besten zur Ruhe bringen kann. Es kann sich dabei um das Lesen eines Buches, das Hören von Musik oder auch das Praktizieren bestimmter Übungen (z. B. Atemübungen, Meditation, Yoga, Visualisierung) handeln. Als schönes Abendritual bietet sich auch die Methode „Heiße 7" an: Hierbei handelt es sich um ein Schüßler-Salz, das in 0,2 l kochendem Wasser aufgelöst wird und in kleinen Schlucken getrunken werden soll. Jeder Schluck soll dabei kurz im Mund behalten werden, um das Salz vollständig aufzunehmen. Sie erlangen durch dieses Ritual mehr Ruhe und Entspannung. Achten Sie jedoch darauf, dass Sie zum Umrühren einen Plastiklöffel verwenden, da Metall die Wirkung aufhebt.

## Schaffen Sie feste Schlafenszeiten

Für den Körper sind Rituale und Gewohnheiten enorm wichtig. Daher ist es sinnvoll, feste Schlafenszeiten zu etablieren, an die Sie sich größtenteils strikt halten. Versuchen Sie, jeden Tag möglichst zur selben Uhrzeit ins Bett zu gehen und aufzustehen, um Ihre Schlafqualität zu verbessern.

### Meditation für den Abend

Zum Abschluss Ihres Tages hilft Ihnen eine kurze Abendmeditation, den Tag abzuschließen und in einen erholsamen Schlaf zu finden. Finden Sie erneut einen ruhigen Ort, an dem Sie bequem sitzen oder liegen können. Dimmen Sie das Licht oder zünden Sie eine Kerze an, um eine entspannte Atmosphäre zu schaffen. Atmen Sie tief durch die Nase ein und langsam durch den Mund aus, wiederholen Sie dies dreimal, um sich zu entspannen. Lassen Sie den Tag in Gedanken Revue passieren, ohne zu bewerten. Nehmen Sie die Ereignisse des Tages einfach nur wahr und lassen Sie sie los. Stellen Sie sich vor, wie alle Anspannungen und Sorgen des Tages mit jedem Ausatmen aus Ihrem Körper fließen. Atmen Sie ruhig und gleichmäßig weiter und lassen Sie mit jedem Atemzug mehr los. Denken Sie an drei Dinge, die heute gut gelaufen sind oder für die Sie dankbar sind. Fühlen Sie die Dankbarkeit in Ihrem Herzen und lassen Sie dieses Gefühl Ihren ganzen Körper durchströmen. Sagen Sie sich innerlich: „Ich habe heute mein Bestes gegeben. Ich verdiene jetzt Ruhe und Erholung." Wiederholen Sie diese Affirmation dreimal. Atmen Sie noch einmal tief ein und aus. Öffnen Sie langsam die Augen, falls sie geschlossen waren, oder lassen Sie sie geschlossen, um direkt in einen ruhigen Schlaf zu gleiten. Spüren Sie die Ruhe in Ihrem Körper und Geist und lassen Sie sich in einen friedlichen Schlaf fallen.

## ZUSAMMEN STARK

Eine generalisierte Angststörung kann das Gefühl der Isolation und Hilflosigkeit häufig verstärken. In solchen Zeiten ist es besonders wichtig, den Kontakt zu Familie und Freunden aufrechtzuerhalten. Auch wenn persönliche Treffen manchmal nicht möglich sind, bieten moderne Kommunikationsmittel, wie zum Beispiel das Smartphone, eine Vielzahl von Möglichkeiten, sich mit den Menschen zu verbinden, die einem nahestehen.

### Bleiben Sie in Verbindung

Selbst wenn physische Treffen nicht möglich sind, können Telefonate, Chats oder Videoanrufe helfen, das Gefühl von Gemeinschaft und Unterstützung zu erhalten. Die regelmäßige Kommunikation mit Familie und Freunden bietet nicht nur Ablenkung, sondern auch emotionale Unterstützung. Dadurch bekommen Sie das Gefühl, in Ihrer Situation nicht alleine zu sein. Soziale Kontakte können wohltuend und beruhigend wirken, was sich wiederum positiv auf den Umgang mit Angst auswirkt.

### Praktische Tipps zur Aufrechterhaltung sozialer Verbindungen:

**Regelmäßige Termine:**

Vereinbaren Sie feste Zeiten für Telefonate oder Videoanrufe mit Familie und Freunden. Diese Routine hilft, soziale Kontakte in den Alltag zu integrieren.

**Virtuelle Treffen:**

Nutzen Sie Plattformen wie Zoom, Skype oder WhatsApp, um virtuelle Treffen zu organisieren. Diese können genauso wertvoll sein wie persönliche Treffen und ermöglichen es Ihnen, Gesichter zu sehen und Emotionen besser wahrzunehmen als bei einem bloßen Telefonat.

**Gemeinsame Aktivitäten:**

Planen Sie gemeinsame (gerne auch virtuelle) Aktivitäten wie Spieleabende, Kochsessions oder Buchclubs. Solche Aktivitäten schaffen eine gemeinsame Basis und fördern das Gemeinschaftsgefühl.

## Orientierung an Ruhepolen und humorvollen Menschen

In Zeiten von Angst und Unsicherheit ist es hilfreich, sich an Menschen zu orientieren, die Ruhe ausstrahlen oder einen humorvollen Umgang mit schwierigen Situationen pflegen. Solche Personen können als Vorbilder dienen und dabei helfen, eine positivere Perspektive zu entwickeln. Meiden Sie hingegen „Energiefresser“ – also Personen, die Sie selbst herunterziehen. Natürlich hat jeder Mensch seine ganz eigenen Probleme und zu einer guten Freundschaft gehört es dazu, sich gegenseitig ein offenes Ohr zu schenken. Sollten Sie jedoch merken, dass eine Beziehung sehr einseitig ist oder Sie sich nach dem Kontakt mit einer bestimmten Person immer nur schlechter anstatt besser fühlen, sollten Sie überlegen, den Kontakt zu reduzieren.

### Praktische Übungen zur Orientierung an positiven Einflüssen:

**Identifizieren Sie Ruhepole:**

Denken Sie an Personen in Ihrem Umfeld, die gelassen und ruhig bleiben, selbst in stressigen Situationen. Überlegen Sie, was Sie von ihnen lernen können.

**Humorvolle Interaktionen:**

Suchen Sie bewusst den Kontakt zu Menschen, die einen guten Sinn für Humor haben. Humor kann eine effektive Methode sein, um Stress abzubauen und die Stimmung zu heben.

**Lagebewertung:**

Fragen Sie diese Menschen, wie sie die aktuelle Lage bewerten und wie sie damit umgehen. Lassen Sie sich inspirieren und überlegen Sie, welche ihrer

Strategien Sie selbst übernehmen könnten.

## Die Kraft der Inspiration

Lassen Sie sich von den Menschen inspirieren, die trotz schwieriger Umstände gelassen und optimistisch bleiben. Beobachten Sie, wie sie ihre Gedanken und Gefühle managen, und versuchen Sie, einige ihrer Ansätze in Ihr eigenes Leben zu integrieren.

### Übungen zur Inspiration durch andere:

**Gesprächsanalyse:**

Nach Gesprächen mit positiven Vorbildern nehmen Sie sich Zeit, um zu reflektieren. Was hat Ihnen an deren Einstellung oder Verhalten besonders gefallen? Wie könnten Sie diese Ansätze in Ihren Alltag integrieren?

**Inspirations-Tagebuch:**

Führen Sie ein Tagebuch, in dem Sie positive Begegnungen und Gespräche festhalten. Notieren Sie, was Sie inspiriert hat und welche neuen Perspektiven Sie gewonnen haben.

**Vorbild-Suche:**

Suchen Sie nach Geschichten von Menschen, die ähnliche Herausforderungen gemeistert haben. Lesen Sie Bücher, schauen Sie Videos oder hören Sie Podcasts, die Ihnen Mut machen und neue Strategien aufzeigen.

## Gemeinsam stark – die Bedeutung der Gemeinschaft

Die Unterstützung durch eine Gemeinschaft, sei es die Familie, Freunde oder eine Selbsthilfegruppe, kann eine entscheidende Rolle bei der Bewältigung einer generalisierten Angststörung spielen. Das Gefühl, nicht allein zu sein, und das Wissen, dass andere ähnliche Erfahrungen machen, wirken oftmals enorm entlastend.

### Tipps zur Stärkung der Gemeinschaft:

**Selbsthilfegruppen:**

Schließen Sie sich einer Selbsthilfegruppe an, sei es online oder in Ihrer Umgebung. Der Austausch mit anderen Betroffenen bietet Ihnen wertvolle Einblicke und Unterstützung.

**Gemeinsame Ziele:**

Setzen Sie sich gemeinsam mit Freunden oder Familienmitgliedern Ziele, die Ihnen helfen, Ihre Ängste zu überwinden. Unterstützen Sie sich gegenseitig und feiern Sie Erfolge zusammen.

Beispiel für ein gemeinsames Ziel: „Wir setzen uns als Ziel, mindestens einmal pro Woche zusammenzukommen, um uns über unsere Ängste und Sorgen, aber auch unsere Fortschritte und positiven Erlebnisse auszutauschen und uns so gegenseitigen Beistand zu leisten."

**Netzwerk aufbauen:**

Erweitern Sie Ihr soziales Netzwerk, indem Sie neue Kontakte knüpfen. Treten Sie Online-Communitys oder lokalen Gruppen bei, die Ihre Interessen teilen.

Insgesamt lässt sich also festhalten: Die Pflege sozialer Beziehungen und die Orientierung an positiven Vorbildern sind wesentliche Bestandteile eines alltagsorientierten Ansatzes zur Bewältigung einer generalisierten Angststörung. Durch die aktive Einbindung in eine unterstützende Gemeinschaft und die Inspiration durch gelassene und humorvolle Menschen können Sie lernen, Ihre Ängste besser zu managen und Ihr Wohlbefinden zu steigern. Nutzen Sie die Möglichkeiten der modernen Kommunikation, um auch in schwierigen Zeiten eng mit Ihren Lieben verbunden zu bleiben und gemeinsam stark zu sein.

## Einfach abschalten

Ein Attentat hier, eine Umweltkatastrophe dort: In unserer digitalisierten Welt ist es einfach, sich ständig von Nachrichten und Social-Media-Beiträgen überwältigen zu lassen. Traurige Geschichten, Fake News und emotionale Posts können leicht Angst und Panik auslösen. Dies gilt insbesondere für Menschen mit einer generalisierten Angststörung, die ohnehin schon anfällig für übermäßige Sorgen und Ängste sind. Der gezielte und bewusste Umgang mit Medien kann dabei helfen, die eigene Angst zu reduzieren und ein Gefühl von Kontrolle zurückzugewinnen. Bauen Sie daher immer einmal wieder einen Social-Media-Detox ein und verzichten Sie für eine bestimmte Zeit auf diese.

## Seriöse Informationsquellen nutzen

Um sicherzustellen, dass Sie verlässliche und genaue Informationen erhalten, sollten Sie sich auf seriöse Leitmedien und offizielle Stellen wie das Bundesamt für Gesundheit (BAG) konzentrieren. Diese Quellen bieten geprüfte Informationen und vermeiden Sensationsmache und reißerische Überschriften, die Angst und Unsicherheit schüren können.

### Praktische Tipps für den Konsum seriöser Informationsquellen:

**Vertrauenswürdige Medien:**

Abonnieren Sie Nachrichtenquellen, die für ihre Seriosität und Genauigkeit bekannt sind, wie die Tagesschau, renommierte Zeitungen oder Nachrichten-Websites.

**Offizielle Kanäle:**

Folgen Sie den offiziellen Social-Media-Kanälen von Gesundheitsbehörden oder Regierungsstellen, um aktuelle und verlässliche Informationen zu erhalten.

**Faktencheck:**

Überprüfen Sie Informationen, die Sie erhalten, bei mehreren seriösen Quellen, um sicherzustellen, dass sie korrekt sind.

## Medienkonsum dosieren

Die ständige Berichterstattung über Krisen und Katastrophen kann eine Angstkulisse schaffen, die leicht in Panik umschlagen kann. Eine Überflutung mit Informationen ist besonders schädlich, wenn sie zu unpassenden Zeiten erfolgt, wie beispielsweise vor dem Schlafengehen oder während stressiger Momente.

### Praktische Tipps zur Dosierung des Medienkonsums:

**Push-Benachrichtigungen abschalten:**

Deaktivieren Sie alle Push-Benachrichtigungen auf Ihrem Smartphone und anderen Geräten. Dies verhindert, dass Sie ununterbrochen mit Nachrichten bombardiert werden.

**Zeitlimits setzen:**

Planen Sie feste Zeiten ein, zu denen Sie Nachrichten konsumieren. Eine kurze Zusammenfassung der Nachrichten einmal am Tag, beispielsweise durch die Tagesschau oder einen guten Newsletter, reicht völlig aus.

**Bildschirmfreie Zeiten:**

Legen Sie regelmäßige bildschirmfreie Zeiten fest, besonders vor dem Schlafengehen, um sich zu entspannen und abzuschalten.

## Umgang mit Fake News und emotionalen Inhalten

Emotionale Social-Media-Posts und Fake News können die Angst und Unsicherheit weiter verstärken. Es ist wichtig, diese Inhalte zu erkennen und bewusst zu vermeiden. Sehen Sie beispielsweise einen Post oder eine Nachricht mit einer negativen Überschrift, fragen Sie sich zuallererst, ob das Lesen zum aktuellen Zeitpunkt dienlich für Sie ist, bevor Sie es anklicken. Meist teilt Ihr Bauchgefühl Ihnen die Antwort gleich darauf mit.

### Tipps zum richtigen Umgang mit emotionalen Inhalten:

**Quellenbewusstsein:**

Halten Sie zuerst inne, bevor Sie auf Links klicken oder Informationen teilen. Achten Sie auf die Quelle und deren Glaubwürdigkeit.

**Emotionale Distanz:**

Üben Sie, sich emotional von negativen Inhalten zu distanzieren. Erinnern Sie sich daran, dass nicht alles, was online geteilt wird, die Realität widerspiegelt.

**Positive Inhalte:**

Folgen Sie Accounts und Seiten, die positive und beruhigende Inhalte teilen. Umgeben Sie sich online mit Nachrichten, die Hoffnung und Zuversicht verbreiten.

## Einfach mal Abschalten für mehr innere Ruhe

Indem Sie Ihren Medienkonsum bewusst regulieren und sich auf vertrauenswürdige Quellen beschränken, können Sie Ihre Ängste besser managen und verhindern, dass sie außer Kontrolle geraten. Eine klare Struktur und feste Regeln für den Medienkonsum helfen, den Fokus auf das Wesentliche zu richten und unnötigen Stress zu vermeiden.

### Praktische Übungen für mehr innere Ruhe:

**Tägliche Medienroutine:**

Entwickeln Sie eine tägliche Routine, die feste Zeiten für Nachrichten und Social Media beinhaltet. Halten Sie sich an diese Zeiten und vermeiden Sie den impulsiven Griff zum Smartphone.

**Ruhephasen einplanen:**

Integrieren Sie regelmäßige Ruhephasen in Ihren Tag, in denen Sie keine Nachrichten konsumieren. Nutzen Sie diese Zeiten für entspannende Aktivitäten wie Lesen, Spazierengehen oder Meditation.

**Nachrichtenfasten:**

Probieren Sie gelegentlich ein „Nachrichtenfasten" aus, bei dem Sie für ein paar Tage oder sogar eine Woche auf Nachrichten verzichten. Beobachten Sie, wie sich dies auf Ihre Stimmung und Ihr Stressniveau auswirkt.

Ein bewusster und kontrollierter Umgang mit Medien kann erheblich dazu beitragen, die Ängste bei einer generalisierten Angststörung zu lindern. Indem Sie sich auf verlässliche Informationsquellen konzentrieren, Ihren Medienkonsum dosieren und emotional belastende Inhalte meiden, können Sie eine ruhigere und ausgeglichenere Perspektive auf das Weltgeschehen entwickeln. Nutzen Sie die gewonnenen Ruhephasen, um sich auf positive und entspannende Aktivitäten zu konzentrieren, und erleben Sie, wie sich Ihre allgemeine Lebensqualität verbessert.

## Sich selbst stärken

Wer kennt es nicht? Wenn wir gestresst sind, greifen wir häufig zu Schokolade, Kuchen oder anderen Süßigkeiten. Dadurch fühlen wir uns kurzfristig auch durchaus besser. Die Betonung liegt hierbei jedoch auf KURZFRISTIG. Langfristig gesehen ist eine solch unausgewogene und zuckerlastige Ernährung nämlich nichts für uns. Im Gegenteil: Durch die falsche Ernährung fühlen wir uns energielos und ausgelaugt. Auch gesundheitlich kann sich die falsche Ernährung negativ auf unser Leben auswirken und eine Angststörung verschlimmern.

**Gut zu wissen:**

Lebensmittel mit niedrigem glykämischen Index (GI) können bei der Bewältigung von Angststörungen eine wertvolle Rolle spielen. Der glykämische Index misst, wie schnell kohlenhydrathaltige Lebensmittel den Blutzuckerspiegel ansteigen lassen. Lebensmittel mit einem niedrigen GI führen zu einem langsamen und gleichmäßigen Anstieg des Blutzuckers, was stabile Energielevel und eine gleichmäßigere Freisetzung von Hormonen wie Insulin fördert. Ein stabiler Blutzuckerspiegel kann dazu beitragen, Stimmungsschwankungen und Energieabfälle zu vermeiden, die häufig mit erhöhtem Stress und Angst einhergehen. Hohe Blutzuckerschwankungen, wie sie durch den Verzehr von Lebensmitteln mit hohem GI verursacht werden, können hingegen Stresshormone wie Cortisol erhöhen, was Angstgefühle verstärken kann. Daher kann eine Ernährung, die reich an Lebensmitteln mit niedrigem GI ist, wie Vollkornprodukte, Hülsenfrüchte, Gemüse und bestimmte Früchte, dazu beitragen, Angstzustände zu mindern und ein allgemeines Gefühl der Ruhe und Stabilität zu fördern.

Stärken Sie sich also selbst, indem Sie auf eine ausgewogene und vor allem bewusste Ernährung achten. Wichtig ist nicht nur, WAS Sie zu sich nehmen, sondern auch die Regelmäßigkeit, mit der Sie Mahlzeiten aufnehmen.

Für unsere geistige und körperliche Gesundheit spielt eine gesunde und vor allem regelmäßige Ernährung eine große Rolle. Um den Blutzucker stabil zu halten und so Stress im Körper zu vermeiden, ist es ganz besonders wichtig, Mahlzeiten auch regelmäßig zu sich zu nehmen.

## Die Bedeutung von regelmäßigen Mahlzeiten

Das regelmäßige Einnehmen von Mahlzeiten in geregelten Abständen hilft dabei, den Blutzuckerspiegel konstant zu halten und unerwünschte Ausschläge zu vermeiden. Dies ist wichtig, da unkontrollierte Schwankungen im Blutzuckerspiegel zu Stressreaktionen im Körper führen können, die sich wiederum negativ auf unser allgemeines Wohlbefinden auswirken.

### Unverarbeitete Lebensmittel und ausreichend Proteine

Bei der Planung Ihrer Mahlzeiten ist es wichtig, dass Sie vor allem auf frische und unverarbeitete Lebensmittel setzen. Den größten Teil unserer Ernährung sollten dabei frisches Gemüse und Obst, Vollkornprodukte und gesunde Fette wie Leinöl ausmachen. All diese Lebensmittel liefern Ihnen wichtige Nährstoffe und Vitamine, die lange sättigen und somit dazu beitragen, Heißhungerattacken und übermäßiges Essen zu vermeiden.

Wichtig ist zudem auch die ausreichende Einnahme von Proteinen zu jeder Mahlzeit. Als besonders proteinreiche und gesunde Lebensmittel haben sich mageres Fleisch, Fisch, Nüsse, Hülsenfrüchte und Samen etabliert. Auch sie helfen dabei, den Blutzuckerspiegel stabil zu halten. Außerdem sorgen sie für ein langanhaltendes Sättigungsgefühl, was uns hilft, Energie konstant bereitzustellen. Dadurch fühlen wir uns zwischen den Mahlzeiten weniger schlapp und müde.

### Tipps für regelmäßige Mahlzeiten:

- Planen Sie Ihre Mahlzeiten stets im Voraus und halten Sie sich an feste Essenszeiten. Bewährt haben sich hierbei mindestens drei feste Mahlzeiten am Tag.
- Vermeiden Sie das Auslassen von Mahlzeiten sowie lange Zeiten ohne Nahrung, da dies zu ungesunden Essgewohnheiten und zu unregelmäßigen Anstiegen des Blutzuckerspiegels führt.
- Achten Sie darauf, Ihre Mahlzeiten langsam und bewusst zu genießen. Lassen Sie sich währenddessen nicht von elektronischen Geräten, wie zum Beispiel dem Fernseher, ablenken. Versuchen Sie überdies, etwa 30-mal zu kauen, das entschleunigt und schenkt mehr Achtsamkeit.
- Sollte zwischen den Mahlzeiten doch Hunger aufkommen, greifen Sie zu gesunden Snacks, wie zum Beispiel Obst, Nüsse oder Gemüsesticks.

## In Bewegung bleiben

Bewegung ist ein wirkungsvolles Mittel gegen die Auswirkungen von Angst und Stress. Wenn der Körper unter Stress steht und sich ständig in Alarmbereitschaft befindet, kann Bewegung helfen, Spannungen abzubauen und den Geist zu beruhigen. Auch in diesem Fall betont die Psychotherapeutin Dania Schiftan: „Die Angst lässt uns erstarren, wir verkrampfen uns auch muskulär."

## Die Vorteile von Bewegung bei Angst

Bewegung hat zahlreiche positive Effekte auf Körper und Geist. Sie hilft, den Körper zu entspannen, den Kopf freizubekommen und neue Energie zu tanken. Besonders bei generalisierter Angststörung, die häufig mit chronischer Anspannung und Sorgen einhergeht, kann regelmäßige körperliche Aktivität eine bedeutende Entlastung bieten.

## Praktische Übungen und Aktivitäten:

### Spaziergänge im Freien:

Ein langer Spaziergang im Wald oder im Park kann Wunder wirken. Die frische Luft, die Natur und die Bewegung helfen, den Kopf zu durchlüften und Spannungen abzubauen. Wenn es sich für Sie gut anfühlt, lehnen Sie sich ein paar Minuten gegen einen Baum und laden Sie sich mit seiner Kraft und Stärke wieder auf.

### Yoga:

- Yoga kombiniert Bewegung mit Atemübungen und Achtsamkeit, was besonders bei Angstzuständen hilfreich sein kann. Online gibt es zahlreiche Yoga-Kurse, die speziell auf Anfänger zugeschnitten sind und leicht zu Hause mitgemacht werden können.
- Beispiel: **Der Sonnengruß**

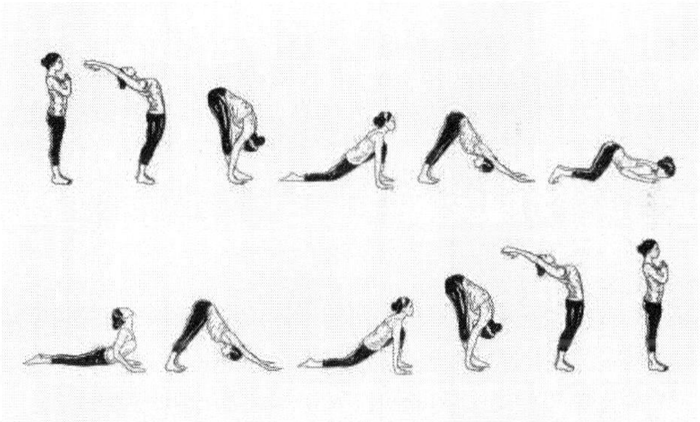

Der Sonnengruß, auch bekannt als Surya Namaskar, ist eine dynamische Abfolge von Yoga-Positionen, die Körper und Geist erweckt und energetisiert. Diese Übung besteht aus einer Serie von zwölf fließend ineinander übergehenden Asanas, die synchron mit dem Atem durchgeführt werden. Sie beginnt in Pranamasana, der Gebetshaltung, in der Sie aufrecht stehen, die Füße zusammenstellen und die Handflächen vor der Brust zusammenbringen. Mit einem tiefen Atemzug heben Sie die Arme über den Kopf und beugen sich leicht zurück in Urdhva Hastasana, die gestreckte

Berghaltung. Beim Ausatmen beugen Sie sich nach vorne in Uttanasana, die Vorwärtsbeuge, bis die Hände den Boden berühren und der Kopf entspannt nach unten hängt.

Anschließend atmen Sie ein und treten mit dem rechten Fuß weit nach hinten in Ashwa Sanchalanasana, die Reiterstellung, wobei das rechte Knie den Boden berührt und der Blick nach oben gerichtet ist. Halten Sie den Atem an und treten Sie mit dem linken Fuß nach hinten in die Brettstellung, Phalakasana, sodass Ihr Körper in einer geraden Linie ist, die Hände direkt unter den Schultern. Beim Ausatmen senken Sie Knie, Brust und Kinn zum Boden in Ashtanga Namaskara, die Acht-Punkte-Haltung, wobei die Hüfte oben bleibt und der Körper acht Kontaktpunkte zum Boden hat: Füße, Knie, Brust, Hände und Kinn.

Mit einem tiefen Atemzug schieben Sie die Brust nach vorne und oben in Bhujangasana, die Kobra, die Ellbogen leicht gebeugt und nah am Körper. Beim nächsten Ausatmen heben Sie die Hüften, sodass der Körper ein umgekehrtes V bildet in Adho Mukha Svanasana, den herabschauenden Hund, und drücken die Fersen Richtung Boden, während Sie den Rücken strecken. Anschließend atmen Sie ein und bringen den rechten Fuß nach vorne zwischen die Hände in Ashwa Sanchalanasana, die Reiterstellung, wobei das linke Knie den Boden berührt und der Blick nach oben gerichtet ist.

Beim Ausatmen bringen Sie den linken Fuß nach vorne in Uttanasana, die Vorwärtsbeuge, und lassen den Kopf erneut hängen. Mit einem tiefen Atemzug heben Sie den Oberkörper, strecken die Arme nach oben und beugen sich leicht zurück in Urdhva Hastasana, die gestreckte Berghaltung. Schließlich senken Sie beim Ausatmen die Arme und bringen die Handflächen vor der Brust zusammen, kehren zurück in Pranamasana, die Gebetshaltung, und schließen die Sequenz ab. Der Sonnengruß kann mehrmals wiederholt werden und ist eine ausgezeichnete Übung zur Verbesserung der Flexibilität, Stärkung des Körpers und Beruhigung des Geistes.

### Tanzen:

Tanzen Sie zu Ihrer Lieblingsmusik! Es macht Spaß, hebt die Stimmung und ist eine großartige Möglichkeit, den Körper zu bewegen und Stress abzubauen.

### Dehnübungen:

Regelmäßige Dehnübungen helfen, die Muskulatur zu lockern und Spannungen zu lösen. Einfache Stretching-Routinen können jederzeit und überall durchgeführt werden. Probieren Sie gerne einmal folgende Dehnübung aus:

## Aktives Dehnen des Hüftbeugers durch Beinschwingen

Stellen Sie sich aufrecht und gerade auf der linken Seite von einem Tisch auf, sodass Sie sich mit Ihrer rechten Hand an diesem abstützen können, um während der Übungsausführung nicht aus dem Gleichgewicht zu geraten. Anschließend atmen Sie tief ein und spannen dabei Ihre gesamte Bauchmuskulatur an. Verlagern Sie Ihr Gewicht auf den rechten Fuß, strecken Sie Ihr linkes Bein aus und schwingen Sie damit 15-mal nach vorne und wieder zurück. Achten Sie darauf, dass Hüfte und Oberkörper während der gesamten Übungsausführung gerade und stabil bleiben. Im Anschluss wechseln Sie die Seite und schwingen mit Ihrem rechten Bein 15-mal.

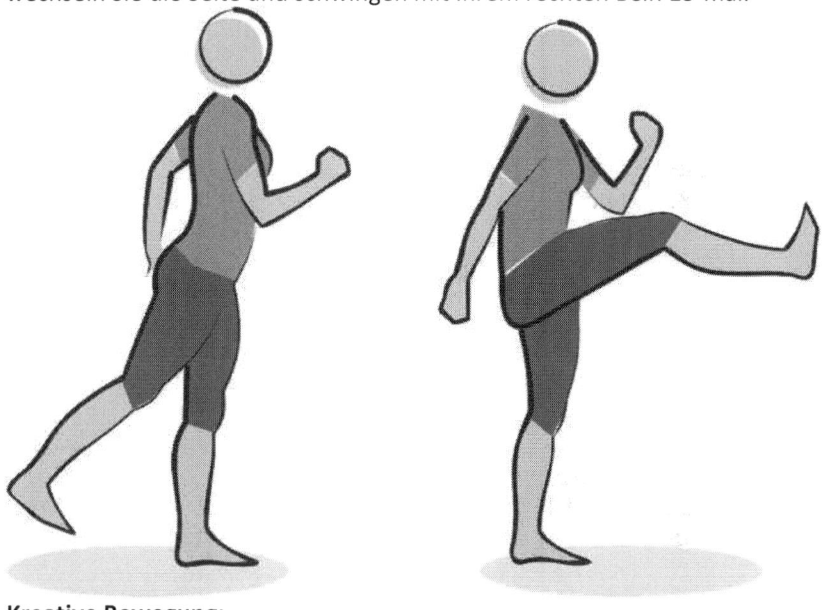

**Kreative Bewegung:**

Sich schütteln wie ein Hund, um den Körper zu lockern, oder eine kurze, energische Bewegungseinheit einlegen – Kreativität kennt keine Grenzen, wenn es darum geht, den Körper in Bewegung zu bringen.

### Online-Angebote nutzen

Es gibt eine Vielzahl von Online-Angeboten, die Bewegung und Fitness fördern. Besonders beliebt sind derzeit Online-Kurse für Yoga, Pilates oder Turnen. Diese Kurse sind leicht zugänglich und oft kostenlos oder kostengünstig.

**Beispiele für Online-Bewegungskurse:**

**YouTube:**

Auf YouTube finden Sie zahlreiche Videos zu Yoga, Pilates, Tanzen und anderen Fitnessübungen. Die Videos variieren in Länge und Schwierigkeitsgrad, sodass für jeden etwas dabei ist.

**Fitness-Apps:**

Viele Fitness-Apps bieten strukturierte Programme für verschiedene Fitnesslevel an. Diese Apps sind oft interaktiv und motivieren durch Fortschrittsverfolgung und individuelle Anpassungen.

**Live-Streams:**

Mittlerweile gibt es einige Fitnessstudios und Trainer, die Live-Stream-Kurse anbieten, bei denen Sie in Echtzeit mitmachen können. Diese Kurse schenken eine Gemeinschaftsatmosphäre und ermöglichen direkte Rückmeldungen.

Wir können also festhalten: Regelmäßige Bewegung ist eine wirksame Methode, um die körperlichen und mentalen Symptome einer generalisierten Angststörung zu lindern. Ob durch Spaziergänge in der Natur, Yoga-Übungen, Tanzen oder Dehnübungen – es gibt viele Wege, den Körper in Bewegung zu bringen und Spannungen abzubauen. Nutzen Sie auch die vielfältigen Online-Angebote, um Bewegung in Ihren Alltag zu integrieren und aktiv gegen die Auswirkungen von Angst und Stress vorzugehen.

## Den Körper reizen

Panikattacken sind intensive und überwältigende Erfahrungen, die sowohl körperliche als auch mentale Symptome mit sich bringen. In solchen Momenten kann es hilfreich sein, den Körper gezielt Reizen auszusetzen, um sich wieder zu erden und die Panik zu mildern. Dies kann besonders effektiv sein, da der Körper auf diese Reize reagiert und der Fokus von der Angst weg hin zu den körperlichen Empfindungen gelenkt wird.

## Leichte bis mittelschwere Panikattacken

### Ein Glas Wasser trinken:

Ein einfacher und erster Schritt, um sich zu beruhigen, ist das Trinken eines kalten Glases Wasser. Das bewusste Schlucken und die kühlende Wirkung des Wassers können helfen, sich zu sammeln und den Moment zu überstehen.

### Bauchatmung:

Eine tiefe und bewusste Atmung kann Wunder wirken. Legen Sie die Hand auf den Unterbauch, unterhalb des Bauchnabels. Beim Einatmen sollte der Bauch sich wölben, beim Ausatmen sollte er wieder flacher werden. Atmen Sie regelmäßig und konzentrieren Sie sich auf Ihre Atmung. Lassen Sie andere Gedanken wie Wolken vorbeiziehen, ohne ihnen Beachtung zu schenken.

**Schritt-für-Schritt-Anleitung für die Bauchatmung:**

1. Finden Sie eine bequeme Sitz- oder Liegeposition.
2. Legen Sie eine Hand auf Ihren Unterbauch.
3. Atmen Sie langsam durch die Nase ein und spüren Sie, wie sich Ihr Bauch hebt.
4. Atmen Sie durch den Mund aus und spüren Sie, wie sich Ihr Bauch wieder senkt.
5. Wiederholen Sie diesen Vorgang mehrere Male, bis Sie sich ruhiger fühlen.

**Tipp:**
Wenn es sich für Sie gut anfühlt, atmen Sie mit einem Ton aus, dies lässt die Anspannung nochmals mehr aus dem Körper fließen.

## Bei intensiver Panik

Wenn die Panikattacke sehr stark ist, kann es notwendig sein, den Körper stärkeren Reizen auszusetzen, um den akuten Zustand zu durchbrechen.

### Eiskalte Dusche:

Eine kurze, eiskalte Dusche kann helfen, den Körper zu schocken und den Fokus sofort auf das körperliche Empfinden zu lenken. Die niedrige Temperatur stimuliert die Nervenenden und kann den Panikzustand unterbrechen.

**Schritt-für-Schritt-Anleitung für eine eiskalte Dusche:**

1. Stellen Sie sich unter die Dusche und drehen Sie das Wasser auf die kälteste Stufe.
2. Lassen Sie das kalte Wasser für einige Sekunden über Ihren Körper laufen. Beginnen Sie dabei am rechten Fuß, dann am linken Fuß und steigern Sie sich anschließend nach oben über den gesamten Körper.
3. Konzentrieren Sie sich auf die Kälte und darauf, wie sie Ihren Körper beeinflusst.
4. Atmen Sie tief und gleichmäßig weiter.

### Chili oder Wasabi:

Scharfe Lebensmittel wie Chili oder Wasabi in den Mund zu nehmen, kann ebenfalls als starker Reiz dienen. Die Schärfe lenkt den Fokus schnell von der Panik auf das brennende Gefühl im Mund.

### Eiswürfel:

Eiswürfel auf die Haut zu legen, insbesondere auf die Handgelenke oder den Nacken, kann ebenfalls helfen, den Körper zu reizen und die Panik zu unterbrechen. Die Kälte wirkt sofort und kann dabei helfen, den Geist zu beruhigen.

**Schritt-für-Schritt-Anleitung für Eiswürfel:**

1. Nehmen Sie einen oder zwei Eiswürfel aus dem Gefrierfach.
2. Legen Sie die Eiswürfel auf Ihre Handgelenke, in Ihren Nacken oder auf andere empfindliche Stellen.
3. Konzentrieren Sie sich auf die Kälte und atmen Sie dabei tief ein und aus.

Panikattacken können überwältigend und beängstigend sein, aber durch gezielte Reize auf den Körper lässt sich oft eine schnelle Linderung erzielen. Ob durch Bauchatmung, das Trinken von Wasser, eine kalte Dusche oder das

Einsetzen von Schärfe und Kälte – es gibt viele Möglichkeiten, die Kontrolle zurückzugewinnen und die Panik zu durchbrechen. Diese Techniken sind einfach anzuwenden und können in akuten Momenten der Panik effektiv helfen.

## SINN SUCHEN

In Zeiten der Unsicherheit und Angst, wie sie oft mit generalisierten Angststörungen einhergehen, kann es besonders wichtig sein, Sinn und Zweck im eigenen Tun zu finden. Wenn das Leben scheinbar auf Pause gedrückt wird, kann es leicht passieren, sich verloren und untätig zu fühlen. Doch gerade jetzt bietet sich die Gelegenheit, sich auf Dinge zu konzentrieren, die einem persönlich wichtig sind und langfristig Bedeutung haben.

### Projekte angehen

Eine der effektivsten Methoden, um den Sinn in Ihrem Alltag zu finden, ist das Angehen von Projekten, die Sie sich schon lange vorgenommen haben. Dies können kleine oder große Vorhaben sein, die Ihnen Freude bereiten und ein Gefühl der Erfüllung geben.

**Beispiele für sinnvolle Projekte:**

- **Fotoalben erstellen:** Gehen Sie alte Fotos durch und erstellen Sie Alben. Dies ist nicht nur ein kreativer Prozess, sondern weckt auch schöne Erinnerungen und schafft ein Gefühl der Verbundenheit mit der Vergangenheit und Ihren Lieben. Wenn Sie möchten, schreiben Sie unter jedes Bild, wo und wann dieses aufgenommen wurde und was Sie gemacht haben.

- **Gartenarbeit:** Den Garten umzugraben oder neu zu gestalten, kann eine sehr befriedigende körperliche Aktivität sein. Sie sehen unmittelbare Ergebnisse Ihrer Arbeit und schaffen einen Raum, der Ihnen und Ihrer Familie Freude bereitet. Außerdem hat das Wühlen mit den Händen in der Erde einen meditativen Charakter. Angst und Stress werden abgebaut und die Arbeit bei Sonnenschein und frischer Luft ist gleichzeitig ein natürliches Antidepressivum.

- **Kreatives Lernen:** Nutzen Sie die Zeit, um neue Fähigkeiten zu erlernen, wie das Zeichnen, Malen oder das Spielen eines Musikinstruments. Kreative Projekte fördern nicht nur Ihre geistige Gesundheit, sondern können auch ein tieferes Gefühl der Selbstverwirklichung und Zufriedenheit bieten.

### Anderen helfen

Ein weiterer Weg, Sinn zu finden, ist das Engagement für andere. Anderen in schwierigen Zeiten zu helfen, kann Ihre eigene Situation relativieren und Ihr

Wohlbefinden verbessern.

## Möglichkeiten, um zu helfen:

- Bieten Sie Unterstützung für ältere Nachbarn oder diejenigen, die aufgrund von Krankheit oder Isolation Hilfe benötigen, an. Einkäufe zu erledigen, Medikamente abzuholen oder einfach ein Gespräch anzubieten kann einen großen Unterschied machen.
- Engagieren Sie sich ehrenamtlich bei lokalen Organisationen oder Projekten, die Unterstützung benötigen. Dies könnte alles von der Mithilfe in Lebensmittelbanken bis hin zur Unterstützung von Tieren in Not umfassen. Schauen Sie doch mal im nächstgelegenen Tierheim vorbei, möglicherweise ist Ihr Angebot sogar gerade sehr willkommen.
- Wenn Sie nicht physisch helfen können, überlegen Sie, wohltätige Organisationen finanziell zu unterstützen. Jede kleine Hilfe kann einen großen Unterschied machen.

## Langfristige Wirkung und Beständigkeit

Was Sie in dieser Zeit schaffen oder lernen, kann weit über die gegenwärtigen Umstände hinaus positive Auswirkungen haben. Projekte, die Bestand haben, tragen dazu bei, dass Ihre Zeit sinnvoll genutzt wird und Sie ein Gefühl der Kontinuität und Stabilität entwickeln.

## Dinge, die langfristig Bestand haben:

- Projekte wie Fotoalben oder Gartenarbeit schaffen bleibende Erinnerungen und physische Beweise Ihrer Anstrengungen.
- Neue Fähigkeiten, die Sie jetzt erlernen, bleiben Ihnen erhalten und können Ihr Leben bereichern.
- Durch das Helfen anderer und das Engagement in der Gemeinschaft können dauerhafte, wertvolle Beziehungen entstehen.

Sinn zu suchen und zu finden, ist ein kraftvoller Weg, um mit den Herausforderungen einer generalisierten Angststörung umzugehen. Indem Sie sich auf sinnvolle Projekte konzentrieren und anderen helfen, können Sie nicht nur Ihre eigene Angst und Unsicherheit mildern, sondern auch positive und dauerhafte Veränderungen in Ihrem Leben bewirken. Nutzen Sie die Zeit, um Dinge zu tun, die Ihnen Freude bereiten und langfristig von Bedeutung sind.

## HILFE ANNEHMEN

In Zeiten, in denen die Welt unsicher und überwältigend erscheinen kann, wie es oft bei einer generalisierten Angststörung der Fall ist, ist es von entscheidender Bedeutung, Unterstützung zu suchen und anzunehmen. Das Gefühl, alles alleine bewältigen zu müssen, kann die Symptome verschlimmern und das Leiden unnötig verlängern. Professionelle Hilfe und soziale Unterstützung sind wesentliche Bestandteile des Heilungsprozesses. Hilfe anzunehmen ist kein Zeichen von Schwäche – ganz im Gegenteil: Es ist ein Zeichen von Mut, sich den eigenen Ängsten zu stellen und aktiv dagegen vorzugehen.

### Professionelle Unterstützung

Dank der modernen Technologie ist der Zugang zu therapeutischer Hilfe heute einfacher als je zuvor. Viele Therapeuten bieten Online-Sitzungen an, die eine bequeme und flexible Möglichkeit bieten, Unterstützung zu erhalten, ohne das Haus verlassen zu müssen.

### Vorteile von Online-Therapien

- Sie können auf eine Vielzahl von Therapeuten zugreifen, unabhängig von Ihrem Standort.
- Die Sitzungen können in Ihrer vertrauten Umgebung stattfinden, was besonders wichtig sein kann, wenn Sie unter Angststörungen leiden.
- Termine können oft flexibler geplant werden, sodass sie besser in Ihren Alltag passen.

### Wie Sie die richtige Unterstützung finden:

- Suchen Sie nach qualifizierten Therapeuten, die Erfahrung mit Angststörungen haben. Überprüfen Sie ihre Qualifikationen und lesen Sie Bewertungen.
- Bevor Sie eine Sitzung beginnen, sprechen Sie mit dem Therapeuten über Ihre Erwartungen und Ziele. Stellen Sie sicher, dass er mit Ihrer Situation vertraut ist und sich auf Angststörungen spezialisiert hat.
- Viele Therapeuten bieten ein erstes unverbindliches Gespräch an. Nutzen Sie dieses, um zu sehen, ob Sie sich bei diesem Therapeuten wohl fühlen und ob die Chemie stimmt.
- Folgender Fragenkatalog bietet Ihnen Anregungen für Ihr Erstgespräch. Natürlich müssen Sie nicht alle Fragen auf einmal stellen – allerdings können Ihnen die untenstehenden Fragen eine gute Orientierung bieten und bei der Suche nach dem richtigen Therapeuten helfen:

**Erfahrung und Qualifikationen:**

- Welche Erfahrung haben Sie in der Behandlung von Angststörungen?
- Welche Qualifikationen und Zertifizierungen haben Sie?

**Therapeutischer Ansatz:**

- Welche Therapiemethoden wenden Sie bei Angststörungen an (z. B. kognitive Verhaltenstherapie, EMDR, achtsamkeitsbasierte Therapie)?
- Können Sie mir erklären, wie diese Methoden funktionieren und warum sie bei Angststörungen wirksam sind?

**Behandlungsplan:**

- Wie sieht ein typischer Behandlungsplan für eine Angststörung aus?
- Wie lange dauert es normalerweise, bis man Verbesserungen bemerkt?

**Erwartungen und Ziele:**

- Welche Erwartungen haben Sie an Ihre Patienten während der Therapie?
- Wie setzen Sie Ziele in der Therapie und wie messen Sie den Fortschritt?

**Zusammenarbeit:**

- Wie oft finden die Sitzungen statt und wie lange dauert eine Sitzung?
- Können Sie mit anderen medizinischen Fachkräften zusammenarbeiten, wenn dies nötig ist (z. B. Hausärzte, Psychiater)?

**Selbsthilfestrategien:**

- Welche Techniken oder Übungen empfehlen Sie zur Selbsthilfe zwischen den Sitzungen?
- Haben Sie Empfehlungen für Bücher, Apps oder andere Ressourcen, die bei Angststörungen hilfreich sein können?

**Notfallmaßnahmen:**

- Was sollte ich tun, wenn ich zwischen den Sitzungen eine akute Angstattacke oder eine Krise erlebe?
- Gibt es einen Notfallkontakt oder spezielle Anweisungen für solche Fälle?

**Kosten und Versicherung:**

- Welche Kosten kommen auf mich zu und werden diese von meiner Versicherung übernommen?
- Gibt es Möglichkeiten zur finanziellen Unterstützung oder flexible Zahlungspläne?

**Vertrauensbildung:**

- Wie stellen Sie sicher, dass eine vertrauensvolle Therapeut-Klient-Beziehung aufgebaut wird?
- Wie gehen Sie mit möglichen Schwierigkeiten oder Unwohlsein in der Therapie um?

**Therapiedauer und Abbruch:**

- Wie lange dauert in der Regel eine Therapie bei Angststörungen?
- Was passiert, wenn ich die Therapie abbrechen möchte oder das Gefühl habe, dass sie nicht hilft?

## Unterstützung im sozialen Umfeld

Neben professioneller Hilfe ist die Unterstützung durch Familie und Freunde von unschätzbarem Wert. Offene Gespräche über Ihre Ängste und Gefühle können entlastend wirken und Ihnen das Gefühl geben, nicht allein zu sein. Des Weiteren haben Ihre Lieben oftmals auch einen anderen Blick auf die Situation und können Ihnen damit auch eine andere Sichtweise aufzeigen, die Ihnen zusätzlich hilft.

### Strategien für den Austausch mit dem sozialen Umfeld:

- Seien Sie ehrlich über Ihre Gefühle und Ängste. Menschen, die Ihnen nahestehen, möchten helfen und können dies nur, wenn sie wissen, wie es Ihnen geht.
- Teilen Sie Ihren Freunden und Familienmitgliedern mit, wie sie Sie unterstützen können. Dies kann von einfachen Gesprächen bis hin zu gemeinsamer Zeit oder praktischer Hilfe reichen.
- Planen Sie regelmäßige Treffen oder Gespräche, auch wenn diese virtuell stattfinden müssen. Beständige soziale Interaktionen können ein Gefühl von Normalität und Sicherheit vermitteln.

## Selbsthilfegruppen

Selbsthilfegruppen bieten eine zusätzliche Ebene der Unterstützung. Der Austausch mit anderen, die ähnliche Erfahrungen machen, kann sehr tröstlich und ermutigend sein. Sie können sich gegenseitig Tipps geben, sich zureden und neue Perspektiven gewinnen.

### Vorteile von Selbsthilfegruppen:

- Das Gefühl der Zugehörigkeit und der Unterstützung durch Menschen, die Ihre Situation verstehen, kann sehr beruhigend sein.
- Lernen Sie von den Erfahrungen anderer und teilen Sie gegenseitig die eigenen Strategien zur Bewältigung von Angst. Möglicherweise erhalten Sie einen wertvollen Tipp, der Ihnen zum aktuellen Zeitpunkt sehr hilft.
- Durch den Austausch mit anderen können Sie ein besseres Verständnis für Ihre eigene Angst entwickeln und neue Bewältigungsstrategien entdecken.

Hilfe anzunehmen ist ein wichtiger Schritt im Umgang mit einer generalisierten Angststörung. Die Kombination aus professioneller und sozialer Unterstützung durch Freunde und Familie sowie der Teilnahme an Selbsthilfegruppen kann eine starke Basis bilden, um Ihre Ängste zu bewältigen und langfristig ein gesundes und erfülltes Leben zu führen. Zögern Sie nicht, die verfügbaren Ressourcen zu nutzen – sie sind da, um Ihnen zu helfen.

# Erfolge werden sich einstellen ...

Sie sind nun am Ende dieses Ratgebers angelangt und haben auf den letzten Seiten alles Wissenswerte rund um den richtigen Umgang mit einer generalisierten Angststörung erfahren. Sie haben nicht nur gelernt, die generalisierte Angststörung auf einer theoretischen Ebene besser zu verstehen, sondern vor allem auch zahlreiche Mittel und Wege kennengelernt, um Ängsten den Kampf anzusagen. Sie wissen nun, dass Sie Ihren Ängsten keinesfalls hilflos ausgeliefert sind – ganz im Gegenteil: Sie sind der Regisseur Ihres Lebens und können es aktiv schaffen, den Teufelskreis der Angst zu durchbrechen!

Auch wenn der Weg nicht immer leicht ist, da Ihnen immer wieder Hindernisse begegnen können und Sie vielleicht ab und zu auch einen kleinen Umweg nehmen müssen, wird Sie jeder noch so kleine Schritt Ihrem Ziel näher bringen. Sich dabei Hilfe von Therapeuten und Spezialisten zu suchen, ist keineswegs ein Zeichen von Schwäche, sondern von Stärke, da Sie sich dazu entschlossen haben, die Zügel wieder in die eigenen Hände zu nehmen. Es gibt im Leben außerdem Wege, die Sie nicht alleine gehen müssen! Sich im richtigen Moment Hilfe zu suchen, ist daher ein echtes Zeichen von Mut! Gemeinsam mit Ihrem Therapeuten können Sie einen Plan ausarbeiten, der an Ihre individuellen Bedürfnisse angepasst ist. Die perfekte Ergänzung hierzu finden Sie in dieser Lektüre. Wenn Sie sich die Ratschläge, Übungen und Tipps, die Sie auf den letzten Seiten gelesen haben, zu Herzen nehmen, werden Sie schon bald erste Erfolge verzeichnen und einen enorm positiven Einfluss auf Ihr Leben wahrnehmen. Sie werden schon bald an weniger Panikattacken und Ängsten leiden und einen zunehmend souveränen Umgang mit diesen finden.

Natürlich lassen sich Ängste nicht einfach wegzaubern – es macht jedoch einen großen Unterschied, wie Sie auf Ihre Ängste reagieren. Die Werkzeuge zum richtigen Umgang mit Ängsten haben Sie nun in Ihrer eigenen Hand. Nun liegt es an Ihnen, diese auch anzuwenden und Ihren Ängsten endgültig den Kampf anzusagen! Seien Sie mutig und blicken Sie Ihrer Angst in die Augen. Lassen Sie Ihr Leben nicht weiter von Ängsten und Sorgen bestimmen, sondern gewinnen Sie die Kontrolle zurück!